JN007060

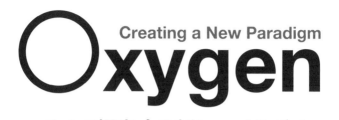

Creating a New Paradigm
Oxygen

マリノが提案する新しいパラダイム

著
Paul L. Marino

訳
稲田英一

メディカル・サイエンス・インターナショナル

我が息子
Daniel Joseph Marino へ

今や一人前の男だが
私にとってはいつまでも少年

科学の極意は正しい質問をすることである…

ヘンリー・ティザード
(1885〜1959)

訳者序文

Paul L. Marino の『ICU ブック(The ICU Book)』と『リトル ICU ブック(The little ICU Book)』(ともにメディカル・サイエンス・インターナショナル)は,ICU における患者管理について,独自の視点からわかりやすく解説した良書であり,多くのファンがいる。今回の『Oxygen:マリノが提案する新しいパラダイム(Oxygen: Creating a new paradigm)』は,趣をまったく異にした本である。私たちが今まで行ってきた酸素療法や輸血療法に関して,酸素は酸化を起こすため有害であり,さまざまな傷害を起こすために注意が必要であるという新しい考えを提唱し,より理にかなった治療法について考えるべきで,新しいパラダイムへの移行が必要であると述べている。私たちが伝統的に信じていたこと,行ってきたことに対して,データを駆使しながら,理論的に検証している。私たちがみてきた世界を別の視点からみることにより,酸素療法の全体像が把握できるようになったといってもよい。その内容に衝撃を受け,自分の行ってきた医療を見直そうという気になる読者も現れるだろう。一般的な教育内容や現在の「標準的」治療に疑問をもっていたが,自分自身が誤っているのではと口に出せなかった人にとっては,「そうじゃないかと思っていたんだ!」という言葉が出るような内容である。

　本書は大きく2部で構成されている。第1部では,酸素化を促進するための酸素療法や輸血療法について,好気的代謝の維持という観点から,その有効性について検証している。第2部では,酸素や活性酸素種による有機物の分解や DNA 損傷などの傷害作用,炎症反応やエイジングにおける役割について検証するとともに,抗酸化治療の有用性と現在の臨床応用における限界について述べている。

本書は伝統的な治療法に対する大いなる挑戦である。しかしそれは，それら伝統的治療の有用性を否定するのではなく，より理論的に行うにはどうしたらよいかという提案でもある。伝統に固執することは，何も考えないことにつながり，科学の発展を妨げ，患者にとって有害なこととなる可能性があることが，本書の中で描かれる多くのエピソードから納得することができる。

　頭の中をリフレッシュするよい機会としていただけば幸いである。

　　2023 年 1 月

東京都立東部地域病院　病院長

順天堂大学　名誉教授

稲田　英一

序　文

「科学革命は…今あるパラダイムが適切に機能しなくなっているという感覚が強くなってきたときに起こる。」

トーマス・クーン，1962[1]

トーマス・クーンって誰？

トーマス・クーン Thomas Kuhn(1922〜1996)は，20世紀の科学哲学において最も影響力をもつ一人であった。物理学博士としてそのキャリアを歩み始めたアメリカ人であり，その後すぐに科学哲学と科学史に移った。1962年，どのようにして科学が進歩してきたかについて述べた彼の代表作である『科学革命の構造』[1]を出版した。彼の考えは以下のように要約される。科学のそれぞれの分野あるいは専門分野は，その領域における理論的あるいは実践的な観察を記述するモデルあるいは**パラダイム**を採用する。それぞれの専門領域における科学的活動は，それまで広まっているパラダイムを用いた予測の上に成り立つものであり，そのパラダイムの正当性には少しの疑問ももたない。実験的観察が，パラダイムから予測されるものと一致しない場合には，その観察の正当性(パラダイムの正当性ではない)に疑問がもたれる。観察が，一般的に信じられているパラダイムと一致しないことが何度も繰り返されて初めて，批判的評価がパラダイムへと向かって動き出す。これは，最終的に，実験的観察結果とうまく合致するようなパラダイムの変更，すなわち**パラダイムシフト**につながる。

　科学がどのように進歩するかに関するこのクーンの記述は，酸素に関する現在のパラダイムにも応用できる。この惑星において酸素は生命にとって**必須のもの**であるということと，組織酸素化を促進することは生命を維持することと同じ価値をもつ，ということに疑問をもたずに服従している。この信仰の強さは，肺動脈カテーテルにはっきりと示されて

いる。肺動脈カテーテルを用いて酸素運搬を増加させても生存率は改善しないことが臨床研究で示されても，（多くはその使用がやめられたとはいうものの），肺動脈カテーテルが責められることはなく，酸素運搬を増加させることが生存率を向上させないという可能性は，決して歓迎されなかった。

　酸素に関する一般的な見方において無視されているのは，酸素は有機分子を酸化により破壊すること，そして，その過程において細胞の重要な構成要素が傷害を受け，細胞傷害のために細胞死に至るという，酸素の破壊的な性質である。実際，酸素(酸化)が多くの疾患の病的傷害の**原因**であることを示す証拠は，過去50年以上にわたって多く蓄積されてきた。この酸素の破壊的側面は，臨床医学においても無視されてきたことであり，より注意を払う必要がある。本書では，ヒトのからだがいかに酸素との関連で設計されてきたか，そして，臨床において酸素はどのように使用すべきかについての伝統的なコンセプトのいくつかにも注意を払い，再評価することを目的とする。

　本書は，酸素の特別な性質を検証し，啓発するものである。本書は大きく2部に分かれている。第Ⅰ部は"酸素はどれほど**大切か？**"と題して，酸素に関して信じられてきたことと，組織酸素化を促進する治療の真の姿を明らかにした。最初の二つの章では，心臓と肺，そして赤血球系(赤血球-ヘモグロビンユニット)の酸素運搬に関する機能的役割の重要性を検証し，それぞれの場合において，酸素運搬よりも二酸化炭素の運搬と除去が優先されていることを示した。第3章では，ヒトのからだにおける酸素の分布について述べ，組織は酸素が乏しい環境にあること，および好気的代謝はそのような酸素欠乏の環境で行えるように設計されていることについて述べた。第4章では，組織低酸素症は好気的生物の死に至る共通経路であると広く信じられていることについて検証し，そのような信仰を支持する証拠はほとんどないことを示した。第Ⅰ部の最後の二つの章では，組織酸素化を促進するためによく行われる医療(つまり，酸素療法と赤血球輸血)について検証し，いずれの医療も組織酸素化を促進するという目的を達しているという証拠に欠けていることを示した。さらに，これらの治療は，酸素が血管収縮を起こすなどと

いった，組織の低酸素環境を維持するのを助ける防御手段が発揮される。重要器官の酸素への曝露を制限することは，酸化による組織傷害のリスクを制限することであり，それが酸素が乏しい体内環境を守る目的をもっている。

　第II部では"酸素はいかに破壊的か？"と題して酸素(酸化)の傷害効果に焦点を当てた。それぞれの章は，酸素の一般的効果(第7章)，活性酸素種(ROS)の産生と，酸化による細胞傷害のメカニズム(第8章)，炎症反応におけるROSの関与(第9章)，放射線傷害(第10章)とエイジング(第11章)，抗酸化保護(第12章)と，高酸素肺傷害における抗酸化保護の重要性(第13章)について述べた。

　最終章では，本書全体を通して述べた重要な情報についてまとめた。**酸素は破壊的分子であり，ヒトのからだは，酸素の傷害効果から重要器官を保護するために設計されている**といる概念を構築した。この概念は，生命を維持するために組織に酸素をいっぱい満たすという現在の信仰とは真逆のものであり，**患者の治療においては，"酸素–促進"デザインよりも，"酸素–保護"を目的とすべきである**ことを示唆している。この酸素保護的戦略に関する推奨は，最終章で述べた。

　酸素は，有機物を分解するという独特の能力をもっている。これが，なぜ食物を真空パックに保存するのか，食べ物を新鮮に保つために，なぜラップをしたり，密閉した容器に入れるのかという理由である。食物中の有機物を酸素から保護するのだから，私たちは患者という有機物を同様に守らなければならない。

■文　献

1. Kuhn TS. The Structure of Scientific Revolutions. Chicago: University of Chicago Press, 1962.『科学革命の構造』（みすず書房，1971 年）

謝　辞

私の友人であり編集者であるキース・ドネラン Keith Donnellan には，本書を完成させるための強い忍耐と，導きに感謝する。キースは，すべての著者がもつべきタイプの編集者である。ヴァルターズ・クルーワー Wolters Kluver 社の開発部門の編集者であるアシュレー・フィッシャー Ashley Fisher の親身で効率的な態度に感謝する。そして，最後に，私の長年にわたる同僚であるパトリシア・ガスト Patricia Gast は，本書のページレイアウトとイラストを担当してくれた。本書は私たちが手掛けた第 5 番目の本であり，彼女の助けがなければ，いずれの本も日の目をみることはなかったろう。

目　次

注　意

本書に記載した情報に関しては，正確を期し，一般臨床で広く受け入れられている方法を記載するよう注意を払った。しかしながら，訳者ならびに出版社は，本書の情報を用いた結果生じたいかなる不都合に対しても責任を負うものではない。本書の内容の特定の状況への適用に関しての責任は，医師各自のうちにある。

　訳者ならびに出版社は，本書に記載した薬物の選択，用量については，出版時の最新の推奨，および臨床状況に基づいていることを確認するよう努力を払っている。しかし，医学は日進月歩で進んでおり，政府の規制は変わり，薬物療法や薬物反応に関する情報は常に変化している。読者は，薬物の使用にあたっては個々の薬物の添付文書を参照し，適応，用量，付加された注意・警告に関する変化を常に確認することを怠ってはならない。これは，推奨された薬物が新しいものであったり，汎用されるものではない場合に，特に重要である。

第1部
酸素は
どれほど大切か？

1

酸素運搬は
呼吸循環系の主たる役割か？

「呼吸循環系の目的は，組織が必要とする十分な酸素量を運搬することにある。」
アドルフ・フィック，1870 年

"酸素神話"の伝統的なとらえ方の一つに，心臓と肺は酸素を組織に運搬するという仕事に専念している，というものがある。しかし，代謝のようなエネルギー変換過程には"供給面"を超えたものがある（大気中の二酸化炭素濃度上昇を目の当たりにすることで，私たち全員がこのことについてよくわかっているように）。そこで，本章では呼吸循環系は，酸素運搬よりも，代謝老廃物（すなわち，二酸化炭素）を除去することにより深くかかわっていることを示そう。

換　気

換気調節

1905 年に，ジョン・スコット・ホールデン John Scott Haldane とジョン・ジャイルス・プリーストリ John Giles Priestley は，換気調節に関するランドマークとなる研究[1]を発表した。自らを研究対象として，彼らは以下の三つの観察結果を報告した。

1) 肺胞ガスにおける二酸化炭素分圧（PCO_2）は大気圧が変化しても非常に安定しているのに対し，酸素分圧（PO_2）は大きく変化する。

2) 肺胞換気量（L/min）は肺胞内 PCO_2 の変化に極めて感受性が高い。すなわち，肺胞内 PCO_2 がわずか 0.2%（すなわち，1.5 mmHg）変化するだけで，肺胞換気量は 100% 増加する。

3) 酸素分圧が大気圧の 13% 未満になるまで，吸気酸素分圧の低下に対する換気応答は起きない。

　これらの観察結果は"呼吸における肺胞換気量調節は，正常な状態では，呼吸中枢における PCO_2 にもっぱら依存する"ことをはっきりと示している。換気調節における二酸化炭素の第一義的な役割に関するこの結論は，呼吸生理学の礎石の一つである。

　二酸化炭素と酸素に対する換気応答の比較を**図 1.1** に示す。左側の二酸化炭素応答曲線は，動脈血二酸化炭素分圧（$PaCO_2$）の変化に対して線形の換気反応であることを示しており，動脈血酸素分圧（PaO_2）を正常レベルとすると，その傾きは約 2 L/min/mmHg である[2]。ここには示されていないが，この反応は $PaCO_2$ が 100 mmHg 近くまで上昇するまで保たれる。それ以上 $PaCO_2$ が上昇すると換気が抑制される（そして，意識低下も起こす）。二酸化炭素応答曲線と点線の横線が交差する点が，正常なレベルの換気量（ここでは 6 L/min）での $PaCO_2$ を示している。正常 $PaCO_2$ より下の部分は，過換気による低二酸化炭素症を示す。（**注意**：代謝減少が換気とは独立して唯一の低酸素症の原因である。）二酸化炭素応答曲線とは対照的に，酸素応答曲線（**図 1.1** の右側）は，下に凸の双曲線であり，PaO_2 が約 60 mmHg に低下するまで換気応答は起きないことを示している[2]。興味深いのは，$PaCO_2$ が正常な場合に，低酸素血症に対しての換気応答が健康な人で起こらないことである[3]。そして，（少なくとも低酸素血症がない状態では）これにより悪い結果を引き起こさないようにみえる。実際，海抜 0 m 地点では，ほとんどの人で PaO_2 は 60〜90 mmHg である（進行した肺疾患をもつ人でさえ，PaO_2 が 60 mmHg を下回るまで酸素投与は行われない），そのため低酸素血症に対する換気応答は，日常生活では，ほとんどあるいは，まったく意味をもたない。

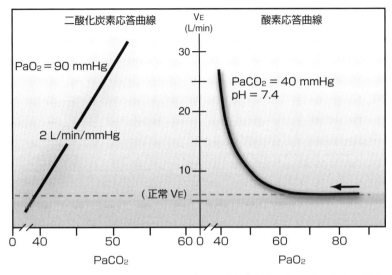

図 1.1　動脈血二酸化炭素分圧(PaCO₂)と動脈血酸素分圧(PaO₂)の変化に対する換気応答。VE は呼気量(L/min)。点線の横線は正常の呼気量(6 L/min)を示す。文献 2 から，曲線は書き直した。詳細は本文参照。

　　酸素応答曲線と二酸化炭素応答曲線の比較から，換気調節において二酸化炭素のほうが酸素よりも重要なことがはっきりと示される。別の言い方をすれば，**換気装置は，主として二酸化炭素**(代謝の主たる副産物)**を除去するように設計されている**ということである。二酸化炭素に対する換気応答は，自動呼吸を産生する一定間隔で発火するニューロンとは異なった下部脳幹にある特殊なニューロン("化学受容体"と呼ばれる)を介して行われる[4]。低酸素に対する換気応答は，左右どちらかの総頸動脈分岐部(頸動脈圧受容体の近く)に存在する頸動脈体の化学受容体を介し，舌咽神経(第Ⅸ脳神経)により支配されている。これら二酸化炭素と酸素に対する化学受容体の位置関係(中枢か末梢か)も，二酸化炭素のより根源的な役割を示唆している。

表 1.1　血液中の酸素含量と二酸化炭素含量

	動脈血	静脈血	総量
血液量	1.25 L	3.75 L	5.0 L
酸素含量 [1]	200 mL/L	152 mL/L	
総酸素量	250 mL	570 mL	820 mL
二酸化炭素含量 [2]	490 mL/L	530 mL/L	
総二酸化炭素量	613 mL	1,988 mL	2,601 mL

1：酸素含量の計算は第 3 章参照。
2：文献 5 より。

二酸化炭素の豊富さ

血液中の酸素と二酸化炭素の総量の比較を**表 1.1** に示すが，二酸化炭素の量の多さと同時に，酸素量の少なさも明らかである。血液中の酸素含量は 820 mL であり，安静時の酸素消費量を 250 mL/min とすると，好気的代謝をたった 3.5 分間保つしか存在しないのである。（これについては第 3 章参照。）二酸化炭素は水溶性の液体に酸素よりも溶け込みやすいが，溶解している二酸化炭素は，血液中の総二酸化炭素量の 5％にしかすぎない[5]。酸素に比べ二酸化炭素が豊富である主たる理由は，二酸化炭素が水と反応し重炭酸（H_2CO_3）となる傾向にあり，重炭酸は以下に示すように速やかに水素イオン（H^+）と，重炭酸イオン（HCO_3^-）へと分解される。

$$CO_2 + H_2O \longrightarrow H_2CO_3 \longrightarrow H^+ + HCO_3^- \tag{1.1}$$

"二酸化炭素の水和" 反応は完結するまで通常では 40 秒かかるが，**炭酸脱水酵素**の存在下では 10 msec 以内に完了する[6]。炭酸脱水酵素は赤血球内にも存在するため，血漿中の二酸化炭素は赤血球内に入り，そこで急速に水和され水素イオン H^+（ヘモグロビンにより緩衝される）と HCO_3^-（血漿内に排除される）を発生させる。急速な水和反応は "赤血

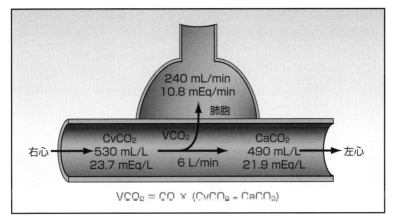

図 1.2　肺からの二酸化炭素排泄速度（VCO_2）はガス容量（mL/min）と酸排泄量（mEq/min）で表わされる。心拍出量（CO）は，6 L/min とする。$CvCO_2$：静脈血二酸化炭素含量，$CaCO_2$：動脈血二酸化炭素含量。詳細は本文参照。

球貯蔵庫 erythrocyte sink"を作ることにより，大量の二酸化炭素を収容する。（**注意**：水溶性の液体が大量の二酸化炭素を保持する能力は特に高圧で高く，"炭化"の基礎となっている。シャンパンボトルを振ってからコルク栓を開けた経験があれば，いかに水溶性液体の中に二酸化炭素が保持されているかを身をもって知っているはずだ。）

肺からの酸の排泄

肺からの二酸化炭素排泄量は，修正フィック Fick 式を用いて計算できる。

$$VCO_2 = CO \times (CvCO_2 - CaCO_2) \tag{1.2}$$

ここで，VCO_2 は肺からの二酸化炭素排泄速度（mL/min），CO は心拍出量（L/min），（$CvCO_2 - CaCO_2$）は静脈血と動脈血の二酸化炭素含量の差（mL/L）である。この式の構成要素を**図 1.2** に示す。心拍出量を 6

L/min とし，$CvCO_2$ と $CaCO_2$ を**表 1.1** のように仮定すると，VCO_2 は以下のように計算される。

$$VCO_2 = 6\ \text{L/min} \times (530 - 490)\,\text{mL/L} \tag{1.3}$$
$$= 240\ \text{mL/min}$$

二酸化炭素は水溶性の液体の中で酸（炭酸）として存在するので，VCO_2 は酸排泄速度として表わすこともできる。このような計算を行うためには，二酸化炭素含量は解離性の酸の濃度（mEq/L）で表わす必要がある。mL/L から mEq/L への単位変換は，1 mol（あるいは 1 当量）の物質は 22.3 L の容量をもつ〔すなわち，1 mmol（あるいは 1 mEq）の物質は，22.3 mL の容量をもつ〕という事実に基づいている。

したがって，

$$\text{二酸化炭素含量（mL/L）}/22.3 = \text{二酸化炭素含量（mEq/L）} \tag{1.4}$$

となる。

$CvCO_2$ と $CaCO_2$ を mEq/L の単位にして式 1.3 を計算すると，VCO_2 の肺からの排泄速度（mEq/min）は

$$VCO_2 = 6\ \text{L/min} \times (23.7 - 21.9)\,\text{mEq/L} \tag{1.5}$$
$$= 10.8\ \text{mEq/min}$$

したがって，1 日の肺からの酸の排泄量は $10.8 \times 1440 = 15{,}552$ mEq となる。これに比べると，腎臓からの酸の排泄量は 40〜80 mEq にすぎない[5]。つまり，**人体において，酸排泄の主たる臓器は腎臓ではなく肺である**ということになる。

循　環

▌心拍出量の調節

心血管系の生理学における基礎的な教義の一つが，**心臓のスターリング**

の法則(発見者であるアーネスト・スターリング Ernest Starling をたたえた命名)である[7]。スターリングの法則は，心臓収縮の強さは拡張終期における心室内容積に直接的に関係する，というものである。これは，骨格筋における長さ-張力関係と同様であり，基礎的メカニズムは筋細胞内の収縮フィラメント間のクロスブリッジ(架橋)形成に関係している。心室拡張終期容積の増加により心筋が引き延ばされ新しい安静時長となる。これによりアクチンフィラメントが，ミオシンフィラメントの狭い間隙内に移動する。そして，筋収縮中の収縮フィラメント(アクチンとミオシン)間で形成されるクロスブリッジの数が増加し，収縮期における収縮力が増加する。

▶静脈還流

拡張期における心臓充満が，1回拍出量の決定因子であるが，心臓充満は心臓への静脈還流速度を反映するものであり，静脈還流量が心拍出量の調節因子であると同定されている[8]。このことは，アーネスト・スターリングの「心臓の拍出量は…，心臓に流れ込む血液量により決定される」という記述に示されている[7]。心拍出量調節因子としての静脈還流量の役割は，定常状態においては，**静脈還流量は心拍出量である**(心拍出量の約1〜3%を占める気管支動脈から肺循環系に直接流れ込む血液量が除外されている)ということができる。しかし，静脈還流は心収縮力も決定する(メカニズムについては今述べたところである)ため，静脈還流は単に心拍出量に容量を供給する以上の存在である。したがって，輸液により静脈還流量を増加させれば，心収縮力(そして1回拍出量)を増加させ，循環系を循環血液量増加に順応させ，静脈うっ滞や好ましくない浮腫形成を防ぐ。

　静脈還流量の役割とは対照的に，心拍出量の調節因子として機能する循環系の動脈側には収縮力に作用する力はない。実際，血圧変化に対する心拍出量反応が欠如していることが，アーネスト・スターリングを心拍出量を調節する力としての心室充満を同定する実験開始へと駆り立てた[7]。重要なことは，「心拍出量は，循環系の動脈側(そこでは酸素運搬が行われる)ではなく，静脈側(そこでは二酸化炭素除去が行われる)に

より調節されることである。

▶ここまでの結論

換気が二酸化炭素（代謝の主たる最終産物）により調節されていること
と，心拍出量が循環系の静脈側により調整されていることを考えると，
**呼吸循環系の第一の役割は，代謝廃棄物（特に二酸化炭素）を除去するこ
とにあり，酸素を運搬することではない**と結論づけられよう。

■酸素運搬 vs. 二酸化炭素除去

以下は，二酸化炭素除去が酸素運搬よりも優位であるさらなる証拠であ
る。

　動脈血における酸素運搬（DO_2）速度は，心拍出量（CO）と動脈血酸素
含量（CaO_2）の積に等しい。

$$DO_2 = CO \times CaO_2 \tag{1.6}$$

心拍出量を 6 L/min，CaO_2 を 200 mL/L（**表 1.1** より）とすると，DO_2
は 1,200 mL/min となる。したがって，DO_2 は心拍出量の 20 % に相当す
ることになる。

　心拍出量は，単に酸素を組織に運搬するだけでなく，代謝により産生
された二酸化炭素も除去する。静脈血における二酸化炭素除去速度
（RCO_2）は，心拍出量と静脈血における二酸化炭素含量（$CvCO_2$）の積に
等しい。

$$RCO_2 = CO \times CvCO_2 \tag{1.7}$$

酸素と同様に心拍出量を 6 L/min，$CvCO_2$ を 530 mL/min（**表 1.1** より）
とすれば，RCO_2 は 3,180 mL/min（あるいは 3.18 L/min）となる。した
がって，RCO_2 は心拍出量の 53 % に相当し，DO_2 の 2.5 倍以上にもなる。

$$RCO_2/DO_2 = 2.65 \tag{1.8}$$

　酸素運搬に対する二酸化炭素除去の優位性は**図 1.3** からもわかる。

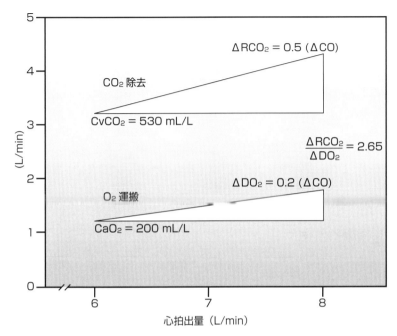

図 1.3　心拍出量(CO)増加が二酸化炭素除去速度(RCO_2)と酸素運搬(DO_2)速度に及ぼす影響。CaO_2：動脈血酸素含量，$CvCO_2$：静脈血二酸化炭素含量。

この図は，心拍出量を増加(6 L/min から 8 L/min)させた場合の DO_2 と RCO_2 への効果の比較を示している。式 1.8 から予測されるように，RCO_2 の増加量は，DO_2 の増加量の 2.65 倍となる。RCO_2 の増加は，心拍出量の約 50％の増加に相当する一方，DO_2 の増加は心拍出量の 20％にしかすぎない。

▶ここまでの結論

式 1.6 に示した関係は，進行した心不全や循環ショックにおいて，酸素供給量を増加させるために心拍出量増加を促すというよく行われる治療の基礎となっている。しかし，前項で示したように，心拍出量増加が酸

素供給量増加に直結するわけではない。実際，**図 1.3** が示すように，心拍出量増加の 20 % が酸素運搬増加に利用されているにすぎない（$\Delta DO_2 = 0.2 \times \Delta CO$）。

　これは，**酸素運搬を増加せる方法として心拍出量を増加させても，心拍出量の増加の大半は別のことに用いられる**ことを意味している。「別のこと」とは，有益(例えば，二酸化炭素除去の促進)であったり，有害(例えば，炎症性サイトカインをまき散らすのを促進)であったりする。

　心拍出量と酸素運搬量のこの非特異的な関係は，酸素消費量増加(通常は，心拍出量増加によって行われる)が臨床的予後に及ぼす影響について行われた数多くの研究の結果を無効にするものである。

循環系の設計

解剖学の教科書では，いつも動脈系と静脈系は，その太さも容量も同じに描かれているが，これは真実からかけ離れている。容量分布は，**表 1.2** に示すように，血液量の約 75 % は静脈系に存在するのに対し，動脈系にはわずか 9 % 程度しか存在しない[9]。動脈側の断面積が小さく血流速度が速いことは，動脈循環が毛細管に素早く到達する血液の高速"ジェット"を作り出すことを示唆している。(これは，庭の水まきホースのノズルを締めたときに起こることに似ている。"ベルヌーイ Bernoulli の定理"として知られている。)血液がいったん毛細管に入れば，その大きな断面積により，組織と血液間での物質交換が促進されるように作られている。血液が毛細管から離れれば，大容量で低流速である静脈系に入り，常時産生される代謝老廃物のレザーバーとして機能する。大容量の静脈レザーバーの有用性は，二酸化炭素除去の観点からもわかる。前述したように，二酸化炭素は水と反応する(式 1.1)ことにより静脈血により除去される。大きな(水溶性)静脈レザーバーは，組織から移動し続ける二酸化炭素の貯蔵庫となり，運動時に生じる二酸化炭素産生量の大きな増加にも対応できるような基質を提供する。

表 1.2　体循環の設計*

セグメント	血液量		断面積 (m²)	流速 (cm/sec)
	(mL)	(%)		
大動脈	565	14.3	50	40
動脈			70	38
細動脈	57	1.4	90	37
毛細管	282	7.1	520	
小静脈			260	8
静脈	3,048	77.2	130	12
下大静脈			40	14

＊総血液量は 5.6 L とする。肺循環や心腔内の血液は含まない。文献 9 より。

▶よく知られている例

二酸化炭素除去能力が限られていることが危険であることは，アポロ 13 号の月到達ミッションにおけるドラマチックな事件を通じて目の当たりにした[10]。司令船にあった酸素タンクの爆発により，3 人の宇宙飛行士は小さな月面着陸船へ移動せざるを得ず，計画されていた月面着陸は中止された。地球への帰還に際して，月面着陸船内に二酸化炭素が蓄積するというリスクがあったが，これは，月面着陸船には 3 人の宇宙飛行士が排泄する二酸化炭素を除去するだけの二酸化炭素除去装置が備わっていなかったからである。（二酸化炭素除去装置は，静脈血における二酸化炭素除去と似た二酸化炭素を化学的基質と結合させて除去する装置である。）NASA のエンジニアたちの努力のおかげで，司令船にあった大型の二酸化炭素除去装置を月面着陸船で使えるようにし，宇宙飛行士たちは安全に地球に帰還できたのであった。

まとめ

以下の知見は呼吸循環系が，酸素運搬よりも二酸化炭素除去（代謝の主たる最終産物）に向けられていることを示すものである。

1. 換気の主たる調節因子は酸素ではなくて，二酸化炭素である。
2. 二酸化炭素は急速に炭酸に水和されるので，血液は酸素のおよそ3倍もの二酸化炭素を保持することができる。二酸化炭素を酸（mEq/L）として表現すれば，身体において酸排泄の主要臓器は肺であることがわかる。
3. 心拍出量の調節は，動脈側（そこでは酸素運搬が行われる）ではなく，静脈側（そこでは二酸化炭素除去が行われる）により調整される。
4. 心拍出量のわずか20％しか酸素運搬に寄与していないのに対し，心拍出量の約50％が二酸化炭素除去に関係している。
5. 心拍出量が増加した場合，二酸化炭素除去量は酸素運搬量の約2.6倍となる。
6. 約75％の血液量は，循環系の静脈側に存在し，この容量をもつ静脈系は，常に排出される二酸化炭素と他の代謝老廃物のレザーバーとして機能し，運動時の代謝老廃物の大きな増加に対応する能力をもつ。

■文　献

1. Haldane JS, Priestley JG. The regulation of the lung-ventilation. J Physiol 1905; 32:225–266.
2. Nunn JF. Control of breathing. In:Nunn's Applied Respiratory Physiology, 4th ed. Oxford: Butterworth-Heinemann, 1993:90–116.
3. Cormack RS, Cunningham DJC, Gee JBL. The effect of carbon dioxide on the respiratory response to want of oxygen in man. Quart J Exp Physiol 1957; 42:303–310.
4. Marino PL, Lamb TW. Effects of CO_2 and extracellular H^+ iontophoresis on single cell activity in the cat brainstem. J Appl Physiol 1975; 38:688–695.
5. Forster RE II, DuBois AB, Briscoe WA, Fisher AB. The Lung:Physiological Basis of Pulmonary Function Tests. 3rd ed. Chicago: Year Book Medical Publishers,

1986:235-247.

6. Brahm J. The red cell anion-transport system: kinetics and physiologic implications. In: Gunn RB, Parker C (eds). Cell Physiology of Blood. New York:Rockefeller Press, 1988; 142-150.

7. Katz AM. Ernest Henry Starling, his predecessors, and the'Law of the Heart'. Circulation 2002; 106:2986-2992.

8. Guyton AG, Jones CE, Coleman TG. Peripheral vascular contribution to cardiac output regulation-the concept of "venous return". In: Circulatory Physiology: Cardiac Output and its Regulation. Philadelphia: W.B. Saunders, 1973:173-187.

9. Little RC, Little WC. Physiology of the Heart and Circulation. 2nd ed., Chicago: Yearbook Medical Publishers, 1989:47 and 229.

10. Pothier R. Astronauts beat air crisis by do-it-yourself gadget. Detroit Free Press, April 16, 1970.

2

酸素運搬は
ヘモグロビンの主たる役割か？

「私たち皆が同じように考えるのなら，それは誰も考えてはいないということだ。」
ウォルター・リップマン，1915 年

一つの種を除き，すべての脊椎動物はヘモグロビンを酸素運搬の媒介物としている。その例外は南極に生息するコオリウオ（アイスフィッシュ）で，透明な血液にはヘモグロビンも赤血球も含まれていない[1]。ヘモグロビンが酸素運搬のためだけに存在するという考えは，代謝の供給面だけしかみていない近視眼的なものである。第 1 章では，呼吸循環系が組織への酸素運搬よりも，代謝老廃物（二酸化炭素）の除去により深くかかわっていることを示した。本章では，同様のことがヘモグロビン-赤血球ユニット（**赤血球系** erythron としても知られる）にも当てはまることを示そう。そして，その過程で，ヘモグロビンと赤血球のいくつかの特徴のうち，これまで私たちが注目してこなかった点を紹介しよう。

赤血球系の負担

ヘモグロビン-赤血球ユニット（赤血球系）のあまり注目を集めていない特徴の一つには，その巨大な容量と，それだけの容量を産生し，維持し，そして多量のものを移動させるという負担がある（**表 2.1** 参照）。

表 2.1　赤血球系のデータ[†]

ヘモグロビン	・濃度：150 g/L
	・総量：750 g[*]
赤血球	・濃度：5.4 兆/L
	・総数：27 兆[*]
	・補充率：1 日 1％（2,750 億）
	・赤血球量：2 L あるいは 2 kg
赤血球系	・総量：2.75 kg

[†]：データは健康な成人での値。
[*]：血液量を 5L とする。

これは，赤血球系の容量により負わされた負荷は酸素運搬のようなエネルギー供給プロセス（本来であれば，最小限のエネルギーコストで行われるべきものである）としては賢くない設計であるということに関連している。この意味については，本章の後半で述べる。

■ヘモグロビンの豊富さ

ヘモグロビン濃度は，g/L ではなく，伝統的に g/100 mL で表わされてきたために，ヘモグロビンプールの大きさが過小評価される傾向にあった。正常ヘモグロビン濃度は 15 g/dL であるが，これは 150 g/L ということである。正常血液量が 5 L とすれば，ヘモグロビンの総量は 750 g となる。それと比較して，この 750 g を循環系で進ませるポンプ（すなわち，心臓）の重量はたった 300 g しかない。これは重大なミスマッチ（80 kg の人が 200 kg の物体を動かさなければならないことを考えてみてほしい）であり，これに赤血球の量が追加されると状況はさらに悪くなる。

▌赤血球の豊富さ

ヘモグロビンは血漿中では数時間のうちに破壊されてしまうので，血漿中を自由に動き回ることができない。放出されるヘム群は，血管内皮傷害を起こす（ヘムに含まれる鉄による酸化傷害）[2]。さらに，酸素ヘモグロビンは一酸化窒素（NO）のスカベンジャー[3]であり，そのために血管収縮や血管内血栓，血流障害を促進する。これらの有害作用をもつヘモグロビンを閉じ込め，循環障害を予防する必要性から赤血球のような封入物が生み出された。（"赤血球 red blood cell" という名称は，赤血球は核もミトコンドリアももたず，真核細胞とは分類されないため，誤った名称である。）残念なことに，赤血球の存在は，後述するように，それ自体が循環系の問題を生み出している。

　循環している赤血球数は驚異的な数であり，成人男性で 1 L 当たり平均 5.4 兆（成人女性では約 12 ％少ない）にもなる[4]。正常血液量を 5 L とすれば，実に **27 兆の赤血球が血液中に存在する**。この数値を全身でみた場合，ヒトの総細胞数が 37 兆と推定されている[5]ので，循環している赤血球数は，ヒトの総細胞数の 75 ％に匹敵することになる！　循環している赤血球の約 1 ％が 1 日で交換されている[6]ので，24 時間ごとに 2,750 億，1 分ごとに 1 億 9 千万の赤血球が産生されているということになる。赤血球は約 3 億のヘモグロビン分子を含んでおり，それも交換されていることを忘れてはならない。このために必要なエネルギーコストは報告されていないが，とるに足らないものであるはずがない。

▌赤血球系の量

正常の赤血球量は約 2 L あるいは 2 kg[5]で，先に求めた正常のヘモグロビン量（すなわち，750 g）を合計すると，赤血球系の総量は 2.75 kg となる。これは，体重 70 kg の人であれば約 4 ％に相当し，肝臓（1.5 kg）や脳（1.4 kg），肺（1 kg），心臓（0.3 kg），腎臓（それぞれ 0.3 kg）よりも多い[7]。**赤血球系の量は，骨格筋以外のどの内臓よりも多い**のである。

　心臓には，赤血球系の量を動かす負荷がかかっているが，**図 2.1** を

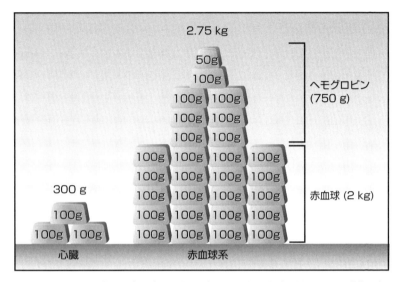

図2.1　赤血球系（ヘモグロビンと赤血球）量と，赤血球系を循環させる重荷を負うポンプ（心臓）量のミスマッチ。それぞれの構成要素は100gの重りの数に相当する。

みれば，赤血球系と心臓の大きさのミスマッチが視覚的にイメージできよう。赤血球系は心臓の9倍も重い。このような量を動かすのに用いられる仕事量を考えると，心臓がほかのどの臓器よりも，重量当たりで調整された酸素消費量（94 mL/min/kg）が最も多い[7]理由の説明になる。

　赤血球系の量的負荷は，ニュートン Newton の運動の第2法則，すなわち，運動（あるいは移動させるの）に必要な力は，物体の質量と加速度に比例の関係にある[8]。すなわち，

$$力 ＝ 質量 \times 加速度 \tag{2.1}$$

で表せる。

　質量が大きいほど，物体を動かすのに必要な力は大きくなる。（ここでいう力とは，心収縮力により作り出される血流のための駆動圧であ

る。)この力は，移動を妨げる抵抗力に打ち勝たなければならない。摩擦力は表面上を動く個体の運動に対抗する力であるが，液体の流れに対抗する力は，液体の**粘性**(これは，液体の"べたべたさ"と表わさてきた)である。血液粘性は，赤血球系の量を動かす負担をさらに増すことになる。

▶血液粘性

血液粘性の主たる決定因子は，赤血球濃度あるいは赤血球密度(つまり，ヘマトクリット値)だが，赤血球の変形能や凝集の異常は，血液粘性に影響する[9]。血漿はタンパク質を含むため，血液よりも約 1.8 倍粘性は高いが，血漿粘性の全血の粘性に対する影響は少ない。血液粘性に由来する血流阻害については第 6 章で述べるが，以下の考察は啓発的である。径が 100 μm(体内の抵抗血管の典型的な径)の剛管内を流れるとした場合，同じヘモグロビン量であったとして，細胞膜に包まれないヘモグロビン溶液の流速のほうが，赤血球を含んだ液体の流速よりも 30 % 速い[10]。

▶まとめ

赤血球系により作り出される負担には次の二つがある。
1. 骨格筋を除いて体内のどの器官よりも多い赤血球系の量を産生し維持する代謝コスト
2. この量を循環させ，赤血球の粘性効果による抵抗に打ち勝つのに必要な心臓の仕事量

この負担のためのエネルギーコストは，酸素運搬のエネルギー供給プロセスに比べて過大である。人体は知的に設計されて稼働しているはずである(筆者のバイアス)。したがって，赤血球系は，組織に酸素運搬をする以上の仕事をしているために，その過大なコストは正当化できる。それを示す間接的な証拠を次に示そう。

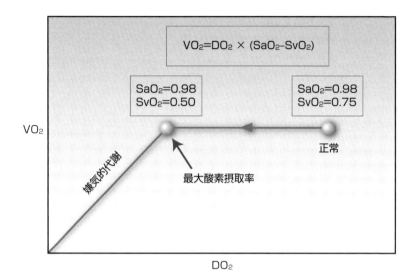

図 2.2 　全身酸素運搬量（DO_2）と酸素摂取量（VO_2）の関係の図。SaO_2 は動脈血酸素飽和度，SvO_2 は静脈血酸素飽和度。（SaO_2–SvO_2）較差は，毛細管血における酸素不飽和の程度。詳細は本文参照。

赤血球系と酸素運搬

赤血球系の仕事が単に酸素運搬のためだけのものではないという証拠は，**図 2.2** に示される。このグラフは，全身への酸素運搬量（DO_2）と，組織における酸素摂取量（VO_2）の関係を示している。（**注意**：酸素は組織には備蓄されず，組織への酸素摂取量は酸素消費量と等しい。）グラフ上の点の上にある二つの囲みは，動脈血と静脈血のヘモグロビン酸素飽和度（すなわち，SaO_2 と SvO_2）を示している。SaO_2 と SvO_2 の差は，脱酸素化し組織へ酸素を放出したヘモグロビン分子の割合を示している。

"正常"点の上の囲みでは，SaO_2–SvO_2 較差は 0.23（23％）であり，約 4 分の 1 のヘモグロビン分子が脱酸素化し組織へ酸素を放出することを示しており，また SvO_2 の 0.75 は，静脈血の 75％のヘモグロビン分子は酸素に飽和されていることを示している。したがって，循環している

ヘモグロビン分子の 4 分の 3 は，正常な状態では，組織に酸素を放出していないことになる。

DO$_2$ が正常点よりも下になる（例えば，心拍出量が減少する）ことがあっても，VO$_2$ は当初は変化しない。これはヘモグロビンからの酸素摂取率を上昇させることができるからで，その結果 SaO$_2$-SvO$_2$ 較差は大きくなる。この関係は以下のようになる。

$$VO_2 = DO_2 \times (SaO_2 - SvO_2) \tag{2.2}$$

DO$_2$ が減少し続けると，酸素摂取率上昇の限界がくる。それが，**図2.2** に示す最大酸素摂取率点である。このポイントでは，SaO$_2$-SvO$_2$ 較差は 0.48 にまで上昇し（これは，ヘモグロビン分子の 50 ％が脱酸素化され，酸素を組織に放出していることを示している），SvO$_2$ は 0.50 にまで低下する（これは，ヘモグロビン分子の 50 ％はまだ酸素で飽和されていることを示している）。DO$_2$ がこのポイントを超えてさらに減少すると，VO$_2$ も比例して減少し，嫌気的代謝が開始される。最大酸素摂取率は 50 ％なので，ヘモグロビン分子の半分は，たとえ組織酸素化が障害されても，決して酸素を組織に放出しないことになる。これは，赤血球系の量が酸素運搬に必要な量よりはるかに多いことの証拠であり，前述したように赤血球系が単に酸素運搬を行うこと以外の機能をもっていることを支持する。（赤血球系は，本章の後半で述べるように二酸化炭素の運搬も行う。）

▶運　動

図2.2 は，酸素運搬が減少した状態（例えば，貧血，低酸素症，心拍出量減少）であり，運動時の VO$_2$ が増加する状態とは別物である。運動時は，酸素消費量の増加は，組織への酸素の移動のための分圧差を大きくし，ヘモグロビンからの酸素摂取量を増加させる。最大酸素摂取率は，健康なアスリートでは非常に激しい運動中には 70〜75 ％まで増加する場合がある。しかし，それでもヘモグロビンプールの相当な量（≧25 ％）は，決して酸素を組織へは放出しない。（この量は少なくとも 2.5 kg の 25 ％，あるいは過剰な赤血球系の 625 g に相当するが，これは心臓の重

さの倍以上にもなる。)

▶赤血球系に対する新しい見方

ヘモグロビンが組織に酸素を渡したがらないのは，ヘモグロビンは組織に酸素を運搬するのがすべてであるという，これまでの理解の逆である。実際のところ，ヘモグロビンは，好気的代謝を支えるのに必要な酸素を放出するのみである。赤血球系は，酸素のための"貯蔵庫"というこの見方は，体内の総酸素量の98%がヘモグロビンに結合しているという事実が裏づけている（**表3.2**参照）。組織への酸素放出を制限することで，赤血球系は，酸素によって生じる細胞傷害のリスクも限定的なものとするが，それは抗酸化保護の一つの形である。したがって，**組織酸素化を促進するとされているヘモグロビン(分子)は，**実は酸素の傷害効果から組織を守るために**組織酸素化を制限している**のである。

二酸化炭素運搬

二酸化炭素は代謝の主たる最終産物であり，除去のために肺まで運ばれなければならない。血液による二酸化炭素運搬については第1章で述べたが，本章では赤血球系の二酸化炭素運搬における重要な役割に焦点を当て，より詳細に述べる。

▋運搬の仕組み

二酸化炭素運搬で最も重要なことは，二酸化炭素と水との反応である。二酸化炭素は水と反応し，弱い酸であり，直ちに水素イオン(H^+)と重炭酸イオン(HCO_3^-)に分解する重炭酸(H_2CO_3)を生成する。この反応を以下に示す。

$$CO_2 + H_2O \longrightarrow H_2CO_3 \longrightarrow H^+ + HCO_3^- \tag{2.3}$$

第1章で述べたように，この二酸化炭素の反応により，水溶性の液体

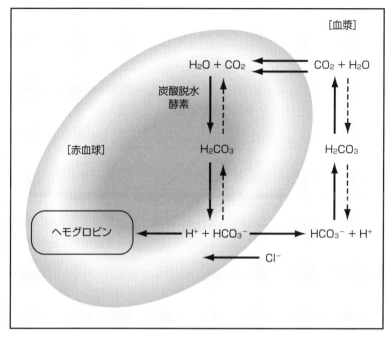

図 2.3 血液における二酸化炭素運搬に関与する化学反応。実線の矢印はそれぞれの反応の進行しやすい方向を示す。詳細は本文参照。

が大量の二酸化炭素を保持することができる(化学反応により二酸化炭素が除去されるので,二酸化炭素を溶液内に引き込む二酸化炭素分圧較差が維持されるからである)。実際,二酸化炭素分圧が十分に上昇すれば,二酸化炭素の容量は液体の容量を超えることができる。このことにより,標準的な体格の成人の総水分量が 40〜50 L しかないのに,なぜ体内に 130 L もの二酸化炭素が存在するか[11]の理由を説明できる。

二酸化炭素は,重炭酸の分解産物(H^+ と HCO_3^-)として運搬される。この運搬の仕組みを**図 2.3** に示す。溶解した二酸化炭素量は,二酸化炭素運搬量の 5%にしかすぎず[12],これは図の中には含まれていない。二酸化炭素水和反応はゆっくりで,この反応時間(40 秒)では,静脈血

が肺に到達するまでにはとうてい完了しない。しかし，**炭酸脱水酵素**が存在するため，この反応は 10 msec 未満で完了する[11]。炭酸脱水酵素は赤血球内に存在するが，血漿中には存在しないため，重炭酸の主たる生成場所は赤血球内である。生成された水素イオンは，ヘモグロビンのヒスチジン分子により緩衝され，重炭酸イオンは電気的中性を保つために塩素イオン（Cl^-）と交換に血漿中に戻される[12]。重炭酸の分離産物は赤血球内に蓄積しないので，二酸化炭素水和反応は基質である二酸化炭素があるかぎり，衰えることなく継続する。このことにより，赤血球内に二酸化炭素運搬の"貯蔵庫"が作られる。

▶緩衝物質としてのヘモグロビン

ヘモグロビンは，重炭酸の分解でできる水素イオンを吸収する能力をもつため，二酸化炭素運搬の主たる運搬体である。緩衝物質としてのヘモグロビンの作用は 1930 年代に発見されたが，ヘモグロビンのこの側面については，近代医学ではほとんど注目されていない。ヘモグロビンの緩衝能力は，38 個のヒスチジン分子，より厳密に言えば，ヒスチジン分子のイミダゾール環による。（イミダゾール環は炭素と窒素原子から構成された五員環で，酸としても塩基としても機能できる。）ヒスチジンは，生理的 pH の範囲内で緩衝物質として機能できる唯一のアミノ酸である。炭酸-重炭酸緩衝系が pH 5〜7 で最も効果的である[13]のに対し，ヒスチジンは pH 6〜8 で緩衝物質と最も効果的である[12]。これは，**ヘモグロビンが，生理的 pH（7.0〜7.6）において，重炭酸よりも有効な緩衝物質である**ことを意味する。

　ヘモグロビンと血漿タンパク質の緩衝能の比較を**表 2.2**に示す[13]。ヘモグロビン本来の緩衝能は血漿タンパク質よりも約 50％高いが，ヘモグロビン濃度が非常に高い結果，ヘモグロビンの総緩衝能は血漿タンパク質の 6 倍にもなる。これは，二酸化炭素運搬においてヘモグロビンプールが大きいことの重要性を示している。

表 2.2　血液中のタンパク質の緩衝能

	ヘモグロビン	血漿タンパク質
固有の緩衝能	0.18 mEq H$^+$/g	0.11 mEq H$^+$/g
全血における濃度	150 g/L	38.5 g/L
総緩衝能	27.5 mEq H$^+$/g	4.24 mEq H$^+$/g

文献 13 より。

表 2.3　血液中でヘモグロビンに結合している酸素と二酸化炭素

	動脈血	静脈血	代量
血液量	1.25 L	3.75 L	5.0 L
酸素			
酸素ヘモグロビン/総ヘモグロビン	0.98	0.75	—
酸素ヘモグロビン濃度	197 mL/L	151 mL/L	—
酸素ヘモグロビン量	246 mL	566 mL	812 mL
二酸化炭素			
二酸化炭素分圧（mmHg）	40	46	—
ヘモグロビン結合二酸化炭素濃度	466 mL/L	504 mL/L	—
ヘモグロビン結合二酸化炭素量	583 mL	1,890 mL	2,473 mL

第 3 章の計算式から求めたもの。
文献 12 より。

■ホールデン効果

表 2.3 は，静脈血の二酸化炭素濃度は，動脈血よりも 40 mL/L 多いことを示している。静脈血の二酸化炭素分圧も高いが，これは二酸化炭素濃度増加の約半分に寄与しているだけである。二酸化炭素濃度の残りの

増加分は，ヘモグロビンの脱酸素化の結果，ヘモグロビンの緩衝能の上昇と，二酸化炭素とヘモグロビンのアミノ酸群との反応増加による[12]。脱酸素ヘモグロビンで二酸化炭素結合能が上昇することは"ホールデン効果"（スコットランドの生理学者であるジョン・スコット・ホールデン John Scott Haldane により発見された）として知られており，その結果，二酸化炭素の静脈血による運搬（とその後の除去）が促進される。これは，代謝亢進状態に特に関係している。すなわち，代謝率の上昇は毛細管血のヘモグロビンの脱酸素化を増加させてより多くの酸素を組織に運搬するだけでなく，産生された二酸化炭素をより多く運搬するのも助ける。

▍なぜ酸素運搬はヘモグロビンの主たる役割ではないのか？

ヘモグロビンは，酸素と二酸化炭素の主たる運搬体であり，酸素運搬の98％（第3章参照），二酸化炭素運搬の95％を担う[12]。動脈血および静脈血におけるヘモグロビンに結合する酸素量と，ヘモグロビンに結合する二酸化炭素量の比較を**表 2.3** に示す。（ヘモグロビンに結合する二酸化炭素量は，水素イオンと同様にして二酸化炭素が結合したものである。）**ヘモグロビンにより運搬される二酸化炭素量は，酸素運搬量の約3倍も大きい**ことに注目してほしい。これは，赤血球系の量が酸素運搬に必要な量よりもはるかに大きいことの説明となる。そして本章のタイトルに提示した"酸素運搬はヘモグロビンの主たる役割か？"という質問にも答えるものである。なぜなら，**ヘモグロビンの主たる役割は酸素運搬ではなく，二酸化炭素運搬である**ことがわかるからである。はい，おしまい。

▍酸素運搬よりも二酸化炭素除去が重要である

組織へ酸素を運搬することが，心臓と肺，ヘモグロビンを含む赤血球（赤血球系）の主たる役割であると広く考えられてきた。しかし，第1章で示したように，換気応答は酸素ではなく二酸化炭素により調整され，

心拍出量は酸素運搬よりも二酸化炭素運搬に影響する。そして本章では，赤血球系が酸素よりも二酸化炭素運搬により寄与していることを示した。以上のことから，酸素運搬専用と考えられていたシステムは，実際には二酸化炭素除去に注力しているといえそうだ。

　次章では酸素運搬の重要性を別の角度から扱う。それは，酸素が乏しい環境でも組織は活動することを示す。

まとめ

ヘモグロビンと赤血球が一緒になった量（赤血球系）は，骨格筋を除き体内のいかなる器官よりも大きい。しかし，この量の 25～50％は，たとえ組織酸素化が障害されていても決して組織に酸素を放出することはない。

　二酸化炭素運搬量は（水素イオンとして），酸素運搬量の 3 倍も多いため，赤血球系の量は，酸素運搬に必要な量よりもずっと多い。より多くの二酸化炭素量が運搬されることは，ヘモグロビンの主たる役割が酸素ではなく，二酸化炭素の運搬であることを示唆している。

■文　献

1. Sidell BD, O'Brien KM. When bad things happen to good fish: the loss of hemoglobin and myoglobin expression in Antarctic icefishes. J Exp Biol 2006; 209:1791–1802.

2. Belcher JD, Beckman JD, Balla G, et al. Heme degradation and vascular injury. Antiox Redox Sign 2010; 12:233–248.

3. Schechter AN, Gladwin MT. Hemoglobin and the paracrine and endocrine functions of nitric oxide. N Engl J Med 2003; 348:1483–1485.

4. Walker RH, ed. American Association of Blood Banks Technical Manual. 10th ed. Arlington, VA: American Association of Blood Banks, 1990:649

5. Bianconi E, Piovesan A, Facchin F, et al. An estimation of the number of cells in the human body. Ann Human Biol 2013; 40:463–471.

6. Hillman RS, Finch CA. Red Cell Manual. 6th ed. Philadelphia: F.A. Davis, Co., 1992:33.

7. Diem K, Lentner C, eds. Documenta Geigy Scientific Tables. 7th ed. Basel: Geigy, 1970:539.

8. Arianrhod R. Einstein's Heroes: Imagining the world through the language of mathematics. Oxford: Oxford University Press, 2005:42–50.

9. Baskurt OK, Meiselman HJ. Blood rheology and hemodynamics. Semin Thromb Hemost 2003; 29:435–450.

10. Charm SE, Kurland GS. Blood Flow and Microcirculation. New York: John Wiley & Sons, 1974:158–159.

11. Henneberg S, Soderberg D, Groth T, et al. Carbon dioxide production during mechanical ventilation. Crit Care Med 1987; 15:8–13.

12. Nunn JF. Carriage of carbon dioxide in blood. In: Nunn's Applied Respiratory Physiology, 4th ed. Oxford: Butterworth–Heinemann, 1993:219–229.

13. Comroe JH Jr. Physiology of respiration. 2nd ed. Chicago, Yearbook Med Publishers, 1974:201–210.

3

酸素は組織内に
どのくらい存在するか？

「酸素中毒に対する最も単純な防御法は，隠れることである。」
ニック・レーン[A]

酸素は血漿のような水溶性の液体に簡単には溶解しないので，組織への
酸素運搬のためにヘモグロビンが必要であることは周知のとおりであ
る。しかし，酸素がヘモグロビンから放出され組織内に入ると，利用可
能酸素は，細胞内液と細胞外液に溶解しているわずかな量にしかすぎ
ない。本章では，組織，特に細胞内には酸素が乏しいことを述べ，どの
ようにして好気的代謝がこのような酸素に乏しい環境で機能することが
できるかを示す。ここで理解してほしいのは，細胞が正常に機能するた
めには，細胞は多くの酸素量を必要としないことと，組織の酸素に乏し
い環境は，酸素の傷害的効果から細胞の重要な構成要素を"隠す"ため
に好都合あることを指摘することにある（本書の第 II 部で説明する）。

酸素分圧

▌酸素カスケード

肺から細胞内に至るまでの酸素の移動ルートに沿って，酸素分圧（PO_2）

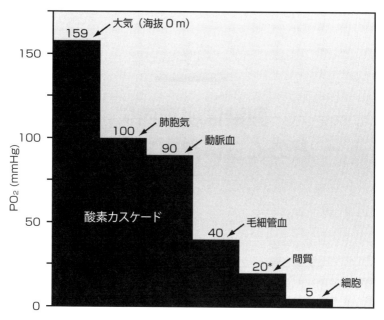

図 3.1 大気から実質細胞に至る酸素カスケード。＊：間質での PO_2 は臓器ごとで異なる場合がある。詳細は本文参照。

は，着実かつ急激に低下していく。"酸素カスケード"を**図 3.1** に示すが，大気（海抜 0 m）から細胞内に至るまでの酸素運搬ルートの主な地点の代表的な PO_2 を記載している。大気から肺胞へと至るルートでの PO_2 の最初の大きな低下は，吸入気の加湿による希釈効果と，静脈血から肺胞へと二酸化炭素が入り込むことによる。次に，肺胞気から肺毛細管血に至るところで，少し PO_2 が低下する。これは，上気道からの静脈血が肺毛細管をバイパスして肺静脈に流れ込むことによる。（この**肺胞-動脈血 PO_2 較差**は，肺におけるガス交換が障害される状況で増大する。）続いて，動脈血から全身の毛細管に至るまで，PO_2 は大きく低下する。これは，主として，酸素が毛細管から組織に流れ込むことが主たる原因であるが，動脈ネットワークに沿って PO_2 が低下していくとい

う証拠がある（これは，動脈壁内における酸素消費と，酸素が細動脈から組織内へと移動することによる）[1]。

　酸素運搬の最後の過程では，酸素は毛細管血から組織に移動し，間質液を通って，細胞内に入り，その最終目的地であるミトコンドリアに入る。この経路における PO_2 の大きな低下により，細胞内 PO_2 は5 mmHg 以下になる（後述する）。

▌組織 PO_2

臨床の場では，組織 PO_2 の直接的測定が常にできるわけではない。全身の微小循環におけるヘモグロビン酸素飽和度センサーとして，近赤外線スペクトロスコピーが利用できる（主として細静脈）[2]。しかし，この測定（すなわち，静脈血酸素飽和度）は酸素運搬と酸素消費の均衡を反映するものであり，組織 PO_2 と直接的な関係があるわけではない。組織 PO_2 測定の多くは動物実験で行われたものであり，その方法についての簡単な説明が必要となろう。

▶方法論

体液における PO_2 測定の伝統的な方法は，1960年代前半にリーランド・クラーク・ジュニア Leland Clark Jr. が導入した酸素感受性電極を用いるものである[3]。"クラーク型電極"は白金陽極を液体サンプルに接触させるものである。小さな脱分極電位を陽極に送り，液体中の酸素から水への電気的還元を行い，出てきた電子を陽極に送ることにより作られた電流は液体中の PO_2 に比例する，という原理に基づく。クラーク型電極は血液サンプルの PO_2 測定に用いられるが，さらに微小化し，組織や細胞内の PO_2 測定にも用いられてきている[4]。電極が組織を穿通することで，細胞や小血管が傷害され，誤った測定値の原因となる。

　後に導入された非侵襲的な光学的方法を用いれば，クラーク型電極挿入による組織損傷の問題は避けられる。光学式電極，あるいは光学式センサー，"オプトード"は，酸素感受性の蛍光色素を励起させ，そこででてくる燐光を酸素により抑制 quench する。燐光の減衰率は周囲の液

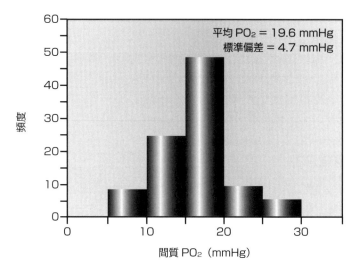

図 3.2　下層細胞の顕微鏡による視覚を可能にする骨格筋の *in situ* 組織標本で測定された組織（間質）PO_2 の頻度ヒストグラム。個々の測定値は，異なる場所で測定されたもの。文献 6 のデータによる。

体の PO_2 に反比例する[5]。組織 PO_2 記録では，オプトードはほとんどポラログラフィー電極に置き換わっているが，これらの電極が記録部位が血管に近い場合には，誤って高い値を示す。

▶測　定

組織 PO_2 記録は，間質液における PO_2 の平均値を反映すると考えられているが，一般的にはいくつかの異なった部位で記録される。結果は，**図 3.2** に示すような頻度ヒストグラムで表され[6]，体液研究において PO_2 の全体像を提供している。この場合のヒストグラムはガウス Gauss 分布あるいは"正規"分布をしており，平均 PO_2（19.6 mmHg）は間質液の平均 PO_2 を正しく反映するものであることを示唆している。

　組織 PO_2 は器官ごとに異なっており，同じ器官内でも部位により異なる。異なる組織における組織 PO_2 測定の例（動物実験からのデータ）

表 3.1　さまざまな組織における組織 PO_2 測定値

組織	平均 PO_2(mmHg)	文献
大脳皮質	24.5	7
肝臓	23.4	8
心筋	19.7	9
骨格筋	19.6	6
骨髄	13.3	10
水晶体	1.6	11

を**表 3.1** に示す[6~11]。六つの組織のうち四つでは，組織 PO_2 が驚くはど近い（20〜25 mmHg）のに対し，目の水晶体にはほとんど酸素が存在しない。白内障発症の主たる原因はレンズ（水晶体）の酸化なので，水晶体に酸素が存在しないことには保護的な効果がある[11]。酸素と白内障との関係は，高圧酸素療法後に白内障の進行が促進されるという報告によっても裏づけられる[12]。

細胞内 PO_2

細胞内 PO_2 の直接測定結果はあまりないが，現在ある報告が，細胞内には酸素が乏しいことを示している。安静時骨格筋（*in situ* で測定）を用いた研究では，細胞内 PO_2 は 5.4±0.5 mmHg（平均±標準偏差）であり，検査された 184 のうちの 70 の細胞（38％）で 1 mmHg 未満であった[13]。別の骨格筋（*in situ* で測定）での研究では，筋肉を最大酸素消費量の 95％まで刺激した場合，細胞内 PO_2 は 1.4 mmHg まで低下した[14]。最後に，取り出した心筋の細胞内 PO_2 は 0.2〜2.4 mmHg であった[14]。

▶critical PO_2

低酸素環境で好気的代謝を行う能力は，酸素消費量（あるいは，ATP 産生）が低下し始めた時点の細胞内 PO_2 と定義される "critical PO_2" の観察から説明される。動物実験では，心筋と骨格筋の critical PO_2 は 0.5

表 3.2 体内総酸素量の分布

構成物	量	酸素濃度	酸素量
ヘモグロビンに結合した 酸素			
動脈	1.25 L	197 mL/L	246 mL（30%）
静脈	<u>3.75 L</u>	151 mL/L	<u>566 mL（70%）</u>
	合計：5.0 L		合計：812 mL
血漿の酸素			
血漿（動脈）	0.7 L	2.9 mL/L	2.0 mL
血漿（静脈）	<u>2.1 L</u>	1.2 mL/L	<u>2.5 mL</u>
	合計：2.8 L		合計：4.5 mL
組織の酸素			
間質液中	14 L	0.75 mL/L	10.5 mL
細胞内	23 L	0.15 mL/L	<u>3.5 mL</u>
			合計：14.0 mL

mmHg 以上[14, 15]，そして腎臓から分離したミトコンドリアでは 0.92〜1.54 mmHg[16] と報告されている。これらのデータは，酸素が "ほんのわずか" しかなくても好気的代謝は可能なことを示している。

体内総酸素量

PO_2 測定は，特定の部位における使用可能な酸素量についてはわずかな情報しか与えてくれない。酸素必要量は，mL/min で表現される酸素消費量と定義されるが，酸素量（mL）は酸素化の最良の物差しである。**表3.2** に示したような酸素量の推定値は，標準的な体格の成人において，どれだけの酸素が存在し，どのように分布しているかを示したものである。体内には 1 L 未満の酸素が存在し，そのほとんど（98%）は，組織に

ほんの少ししか酸素を供給しないヘモグロビンに結合していることに注目してほしい。この表における推定酸素量は本章の重要ポイントであり，このデータがどのようにして得られたかの説明が必要となる。

▌血液内の総酸素量

血液内の総酸素量は，ヘモグロビンに結合した酸素量と，動脈血および静脈血の血漿中に溶け込んだ酸素量，そして動脈と静脈の血液量に依存する。

▶ヘモグロビンに結合した酸素

ヘモグロビンに結合した酸素量（HbO_2）は，次の式で求められる。

$$HbO_2 (mL/L) = 1.34 \times [Hb] \times SO_2 \tag{3.1}$$

[Hb] はヘモグロビン濃度（g/L），1.34 はヘモグロビンの酸素運搬能力（mL/g），SO_2 はヘモグロビンの酸素飽和度（酸素ヘモグロビン量の総ヘモグロビン量に対する割合）。この式は，酸素で 100% 飽和されたとき（すなわち，$SO_2 = 1.0$），ヘモグロビン 1g 当たり 1.34 mL の酸素と結合することを示している。

　動脈血のヘモグロビンに結合した酸素量は，ヘモグロビン濃度 [Hb] を 150 g/L（15 g/dL）とし，動脈血 SO_2（SaO_2）を 0.98 とすれば，以下のようになる。

$$HbO_2 (a) = 1.34 \times 150 \times 0.98 = 197 \text{ mL/L} \tag{3.2}$$

静脈血のヘモグロビンに結合した酸素量も同様に，ヘモグロビン濃度 [Hb] 150 g/L，静脈血 SO_2（SvO_2）を 0.75 とすれば，以下のようになる。

$$HbO_2 (v) = 1.34 \times 150 \times 0.75 = 151 \text{ mL/L} \tag{3.3}$$

動脈血と静脈血のヘモグロビンに結合した酸素量は，血液量を 5 L とし，その 75%（3.75 L）が静脈血，25%（1.25 L）が動脈血に存在するので，以下のようになる。

$$HbO_2(a) = 197 \times 1.25 = 246 \text{ mL} \tag{3.4}$$

$$HbO_2(v) = 151 \times 3.75 = 566 \text{ mL} \tag{3.5}$$

ヘモグロビンに結合した酸素の総量は 812 mL となる。静脈血のヘモグロビンに結合した酸素量は，動脈血のヘモグロビンに結合した酸素量の2 倍以上あり，**静脈血は血液内でヘモグロビンと結合する酸素の 70% を含んでいる**ことになる（**表 3.2** 参照）。このことは，正常な状態では，ヘモグロビンに結合した酸素の大部分は，組織に酸素を与えないでおくことを示しており，第 2 章で述べたヘモグロビンは組織酸素化を制限しているという考えを裏づける。

▶ 溶解した酸素

ヘモグロビンに結合しない酸素は，物理的に体液中に溶解している。溶解している酸素量は，**ヘンリーの法則**（19 世紀に英国の化学者であるウィリアム・ヘンリー Willium Henry が発見した）に従う。ヘンリーの法則とは，水溶性の液体に溶解するガスの濃度は，その液体上のガス分圧に比例し，比例定数は液体温度に逆相関して変化するというものである[17]。溶解した酸素量は以下の式で求められる。

$$溶解酸素量 = \alpha \times PO_2 \tag{3.6}$$

α は比例定数であり，溶解係数 s としても知られている。37℃ において，血漿における酸素の溶解係数は 0.03 mL/L/mmHg[18] であり，これは，PO_2 が 100 mmHg では，1 L の血漿中にわずか 3 mL の酸素が溶解していることを意味している。このことから**酸素は水溶性の液体には容易に溶け込まない**ことがわかる。

　血漿中の酸素濃度は，ヘモグロビンに結合した酸素と同様に，動脈と静脈に分けられる。動脈側では PO_2 を 98 mmHg として，静脈側では PO_2 を 40 mmHg として求められる。

$$血漿酸素濃度(a) = 0.03 (\text{mL/L/mmHg}) \times 98 (\text{mmHg}) = 2.9 \text{ mL/L} \tag{3.7}$$

$$血漿酸素濃度(v) = 0.03 (\text{mL/L/mmHg}) \times 40 (\text{mmHg}) = 1.2 \text{ mL/L} \tag{3.8}$$

血漿中の溶解酸素量を計算するためには，血漿量を決定する必要がある。ヘマトクリット値が 45 % であれば，血漿量は血液量の 55 % なので，動脈血の血漿量は $0.55 \times 1.25 \text{L} = 0.7 \text{L}$，静脈血の血漿量は $0.55 \times 3.75 \text{L} = 2.1 \text{L}$ となる。そこで，動脈血と静脈血の溶解酸素量は，以下のようになる。

$$\text{血漿溶解酸素量(a)} = 0.7\,(\text{L}) \times 2.9\,(\text{mL/L}) = 2.0\ \text{mL} \qquad (3.9)$$

$$\text{血漿溶解酸素量(v)} = 2.1\,(\text{L}) \times 1.2\,(\text{mL/L}) = 2.5\,\text{mL} \qquad (3.10)$$

血漿中の溶解酸素量（4.5 mL）とヘモグロビン結合酸素量（812 mL）をみると，**血液中の酸素のわずか 0.6 % が血漿中に溶解している**ことがわかる。酸素は血漿には簡単に溶解しないため，血漿は，赤血球から組織への酸素移動の妨害物として機能していることになる[19]。

組織の総酸素量

最後に本章のタイトルの質問，すなわち"酸素は組織内にどのくらい存在するか？"について説明する。組織には，溶解した酸素のみが存在するので，多くの酸素があることは期待できない。

▶ 間質液中の酸素

間質液における酸素濃度は，血漿（すなわち，水溶性の液体）における溶解係数と，PO_2 25 mmHg（**表 3.1** に示す組織 PO_2 の最大値）を用いて，式 3.6 で計算できる。

$$\text{間質液酸素濃度} = 0.03\,(\text{mL/L/mmHg}) \times 25\,(\text{mmHg}) = 0.75\ \text{mL/L} \quad (3.11)$$

間質液量は，1）総水分量 total body water（TBW）は除脂肪体重の 60 %，2）細胞外液量 extracellular volume（ECV）は総水分量の 40 %，3）間質液量は細胞外液量と血漿量の差に等しい，と仮定することで求められる[20]。体重 70 kg の成人であれば，総水分量は $0.6 \times 70 = 42$ L，細胞外液量は $0.4 \times 42 = 16.8$ L，間質液量は $16.8 - 2.8 = 14$ L となる。したがって，以下のようになる。

$$間質液酸素量 = 0.75\,(\text{mL/L}) \times 14\,(\text{L}) = 10.5\,\text{mL} \qquad (3.12)$$

大した酸素量ではないし，細胞内であればさらに少なくなる。

▶細胞内酸素

細胞内酸素濃度は，細胞内 PO_2 が 5 mmHg（前述した研究結果に基づけば多めの見積もり）を用いればよい。

$$細胞内酸素濃度 = 0.03\,(\text{mL/L/mmHg}) \times 5\,(\text{mmHg}) = 0.15\,\text{mL/L} \qquad (3.13)$$

細胞内酸素量は実質細胞（血球とは区別される）だけに関係する。実質細胞量は，1) 総水分量は除脂肪体重の 60%，2) 細胞内液量 intracellular volume（ICV）は総水分量の 60%，3) 実質細胞量は細胞内液量と赤血球量（血液量の 45%）との差である，と仮定することで求められる。体重 70 kg の成人で血液量が 5L であれば，総水分量は 42 L，細胞内液量が $0.6 \times 42 = 25.2$ L，赤血球量は $0.45 \times 5 = 2.3$ L なので，実質細胞量は $25.2 - 2.3 = 22.9$L（おおよそ 23 L）となる。したがって，以下のようになる。

$$細胞内酸素量 = 0.15\,(\text{mL/L}) \times 23\,(\text{L}) = 3.5\,\text{mL} \qquad (3.14)$$

以上の結果，体内の実質細胞内の総酸素量は，小さじ 1 杯の液量よりも少ない量ということになる。

▌酸素が乏しい私たちの組織

ここまでくれば，本章のタイトルの質問にはもう答えられる。**標準的な体格の成人では，組織総酸素量（間質と細胞との和）は大さじ約 1 杯（14 mL）ほどであるが，細胞内には小さじ 1 杯分よりも少ない（3.5 mL）酸素しかない。**この酸素が乏しい環境は，水溶性の液体における酸素溶解度の低さの結果であり，ヘモグロビンが組織に酸素を放出することをためらうことによる（既に第 2 章で述べた）。好気的代謝は，非常に低い酸素レベルでも行える（critical PO_2 のデータとして提示した）ので，このように酸素の乏しい環境でも好気的代謝は継続できる。

▶水の保護的効果

酸素の疎水性の性質のために，水は酸化に対する保護的シールドとなる。これは，簡単に実験で示すことができる。ジャガイモの皮をむき，2.5 cm 角の角切りにする。角切りにした半分を空気にさらし，残り半分を冷たい水に浸す。空気にさらしたほうのジャガイモは約5〜10分のうちに茶色に変色し始めるが，冷たい水に浸したジャガイモは何時間たっても変色しない。（ジャガイモの代わりにリンゴを使ってもよいが，空気にさらしたときの酸化はジャガイモのほうがはっきりする。）

　陸上生物として，私たちは常に大気中の酸素につかり，酸化による組織損傷の情け容赦ない脅威の中にある。幸いなことに，成人の場合，体重の約 50〜60％ は水から構成されており，水は大気中の酸素による傷害的効果のシールドとなっている。水の保護的な効果は，胎児が羊水内で成長することや，微生物は水溶性のバイオフィルムに囲まれることの理由となるかもしれない。

▶防御反応

組織酸素化の促進を目的とした臨床的介入は，望ましくない酸素の増加を防ぐような防御反応に直面することがしばしばある。これに関する二つの例は，酸素吸入時の血管収縮反応[21]と赤血球輸血による血液粘性の上昇[22]である。この二つの反応は血流を減少させ，これらの臨床的介入による組織酸素化の影響を少なくする。（この反応に対する詳細は第5章と第6章で述べる。）これらの防御反応は，酸素が乏しい組織環境を維持する重要性の証である。

▶微好気性生物としてのヒト

微好気性生物は，生存するために酸素を必要とするが，酸素により傷害も受けるため，酸素が乏しい環境で生きる必要がある。これはヒトの実質細胞にも当てはめられよう。したがって，ヒトは"絶対好気性生物"（すなわち，生存のために酸素を必要とし，酸素が豊富な環境で生きる）と考えられているが，私たちの生命維持に必要なパーツからみれば，私

たちは，微好気性生物に似ている。

まとめ

本章で推定した体内総酸素量は以下のようにまとめられる。

1. 成人の身体の中に存在する酸素は1Lにも満たず，その98％はヘモグロビンに結合しており，組織内にはわずかな酸素(14 mL)しか存在しない。この酸素が乏しい組織環境は，酸素の疎水性という性質によるものであり，ヘモグロビンが組織に酸素を放出することをためらっているためである。

2. 酸素が乏しい組織環境を維持する利点は，酸化による細胞傷害のリスクを減少させることである。好気的代謝は，PO_2が1 mmHg未満の環境でも作動することができるので，酸素が乏しい環境でも継続できる。

3. 組織酸素化を促進する臨床的介入は，しばしば望ましくない酸素化改善から組織を守る防御反応を引き起こす。その一例が，酸素吸入時の血管収縮反応である。このような防御反応は，低酸素組織環境を維持することの重要性を強調している。

■ 文　献

A. Lane, N, Oxygen: The Molecule that Made the World, Oxford: Oxford University Press, 2002; 196. 『生と死の自然史─進化を統べる酸素』（東海大学出版会, 2006）

1. Keeley TP, Mann GE. Defining physiological normoxia for improved translation of cell physiology to animal models and humans. Physiol Rev 2019; 99:161-234.

2. Davies DJ, Su Z, Clancy MT, Lucas SJ, et al. Near-infrared spectroscopy in the monitoring of adult traumatic brain injury: a review. J Neurotrauma 2015; 32:933-941.

3. Severinghaus JW, Astrup, PB. History of blood gas analysis. IV. Leland Clark's oxygen electrode. J Clin Monit 1986; 2: 125-139.

4. Whalen WJ, Riley J, A microelectrode for measurement of intracellular PO_2. J Appl Physiol 1967; 23:798-801.

5. Papkovsky DB, Zhdanov AV. Phosphorescence based O_2 sensors–Essential tools for monitoring cell and tissue oxygenation and its impact on metabolism. Free Rad Biol Med 2016; 101:202–210.

6. Tsai AG, Johnson PC, Intaglietta M. Is the distribution of tissue pO_2 homogeneous? Antiox Redox Sign 2007; 9:979–984.

7. Smith R, Guilbeau E, Reneau D. The oxygen tension field within a discrete volume of cerebral cortex. Microvasc Res 1977; 13:233–240.

8. Jiang J, Nakashima T, Liu KJ, et al. Measurement of PO_2 in liver using EPR oximetry. J Appl Physiol 1996; 80:552–558.

9. Chacko SM, Khan M, Kuppusamy ML, et al. Myocardial oxygenation and functional recovery in infarct rat hearts transplanted with mesenchymal stem cells. Am J Physiol Heart Circ Physiol 2009; 296:H1263–H1273.

10. Spencer JA, Ferraro F, Roussakis E, et al. Direct measurement of local oxygen concentration in the bone marrow of live animals. Nature 2014; 508:269–273.

11. McNulty R, Wand H, Mathias R, et al. Regulation of tissue oxygen levels in the mammalian lens. J Physiol 2004; 559:883–898.

12. Palmquist B-M, Philipson B, Barr P-O. Nuclear cataract and myopia during hyperbaric oxygen therapy. Br J Ophthalmol 1984; 68:113–117.

13. Whalen WJ, Nair P. Intracellular PO_2 and its regulation in resting skeletal muscle of the guinea pig. Circ Res 1967; 21:251–261.

14. Gayeski EJ, Honig CR. IntracellularPO_2 in long axis of individual fibers in working dog gracilis muscle. Am J Physiol Heart Circ Physiol 1988; 254:H1179–H1186.

15. Wittenberg BA, Wittenberg JB. Oxygen pressure gradients in isolated cardiac myocytes. J Biol Chem 1985; 260:6548–6554.

16. Stolp W, Thiwman V, Weber D, Weiss Ch. Measurements of the critical PO_2 of renal mitochondria. Pflugers Arch 1971; 323:250–257.

17. Henry W. Experiments on the quantity of gases absorbed by water at different temperatures and under different pressures. Phil Trans R Soc Lond 1803; 93:29–274.

18. Christoforides C, Laasberg LH, Hedley–Whyte J. Effect of temperature on solubility of O_2 in human plasma. J Appl Physiol 1969; 26:56–60.

19. Hellums JD. The resistance to oxygen transport in the capillaries relative to that in the surrounding tissue. Microvasc Res 1977; 13:131–136.

20. Rose BD, Post TW. Clinical Physiology of Acid–Base and Electrolyte Disorders. 5th ed, New York: McGraw-Hill, 2001:682.

21. Farquhar H, Weatherall M, Wijesinghe M, et al. Systematic review of studies of the effects of hyperoxia on coronary blood flow. Am Heart J 2009; 158:371–377.

22. Baskrut OK, Meiselman HJ. Blood rheology and hemodynamics. Semin Thromb Hemost 2003; 29:435–450.

4

組織低酸素症は
死への共通経路か？

> 「すべての死に共通する因子を挙げろと言われたら，
> 間違いなく酸素欠乏と答えるだろう。」
> シャーウィン・ヌーランド, MD[A)]

　冒頭の引用にあるように，酸素欠乏は好気性生物の死に**必須のもの**であるとかたくなに信じられている。この信条は医学のすべての領域に浸透しており，主たる関心事が組織への酸素運搬の増加（例えば，酸素吸入や人工呼吸，赤血球輸血，心拍出量を増加させるための容量負荷などの介入）である急性あるいは重症な患者の治療においては特に著しい。しかし，これらの介入を支持するような組織酸素化の直接的な測定方法はない。

　組織低酸素は，細胞死の重要な前兆であるというとらえ方には二つの起源がある。（組織低酸素は，組織酸素化が好気的代謝の需要を満たすのに不十分な状態と定義される。）一つ目の起源は，私たちがよく知っているように，"酸素は生命に必要である" という概念に基づく固有のバイアスである。このことから，以下のような誤った理論が展開される。"酸素は生命に必要なものであるので，酸素欠乏は死にとって不可欠なものである"。この理論の欠点は，酸素が生命に必要な唯一の因子ではない（DNA やタンパク質，細胞膜など，ほかの細胞の重要な構成要素も必要である）こと，そしてこれらほかの構成要素の欠損も致死的であるということである。二つ目の起源は，組織酸素化の臨床マーカーと，

生命を脅かすような状況における致死的結果が起こる見込みとの直接的関係を示した研究である。ここでの問題は，本章で示すように，これらの臨床マーカーが信頼できないということである。

酸素が乏しい環境のために死が起こるという考えは，酸素が乏しい環境は，私たちの組織において正常な状態であることを示した第3章の内容とは反対のものである。本章は，この二つの立場の違いを解消するものである。

乳　酸

最も広く用いられている組織低酸素の臨床マーカーは，血漿乳酸濃度の上昇であり，このマーカーは他のいかなるマーカーよりも，組織低酸素が死の最も当たり前の原因であるという考えに大きく貢献した。

乳酸産生と組織低酸素との関連は，ルイ・パスツール Louis Pasteur が酵母による糖の発酵は酵母肉汁培養に酸素を加えると阻害されることを発見した19世紀半ばまでさかのぼることができるだろう[1]。この酸素の抑制効果は，アルコール産生および乳酸発酵においても観察されており，現在では"パスツール効果"として知られている。その後，同様の効果は嫌気的環境では乳酸産生は促進され，好気的環境では抑制されることが，骨格筋でも観察されている[2]。

酸素欠乏が乳酸産生増加と関係するという観察は，乳酸産生増加が酸素欠乏を意味すると誤って解釈されてきた。しかし，乳酸は好気的条件においても多く産生され得る。好気的乳酸産生のメカニズムを理解するために，ブドウ糖代謝に関与する反応について吟味しておく必要がある。

■ブドウ糖代謝

ブドウ糖代謝の概要を**図4.1**に示す。ブドウ糖分解には二つの経路がある。一つは細胞質で起こるもの(**解糖**として知られている)と，もう一

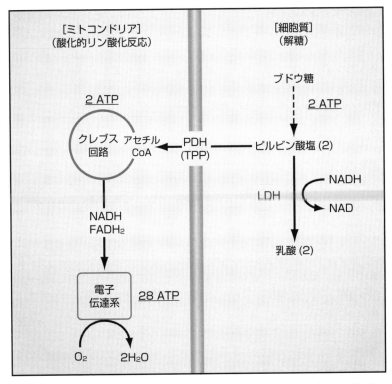

図 4.1　ブドウ糖代謝経路。PDH：pyruvate dehydrogenase ピルビン酸デヒドロゲナーゼ，TPP：thiamine pyrophosphate チアミンピロリン酸，LDH：lactate dehydrogenase 乳酸デヒドロゲナーゼ，NAD/NADH：nicotinamide adenine dinucleotide（酸化型と還元型）ニコチンアミドアデニンジヌクレオチド，FADH₂：flavin adenine dinucleotide（還元型）フラビンアデニンジヌクレオチド。詳細は本文参照。

つはミトコンドリア内で起こるものである。解糖系は酸素が存在してもしなくても作動し，ブドウ糖 1 分子当たり ATP 2 分子分のエネルギーを産生するが，ミトコンドリア経路は，酸素の存在下によってのみ進行し，ブドウ糖 1 分子当たり ATP 30 分子分のエネルギーを産生する。

　ブドウ糖分子の分解は細胞質内で始まり，2分子のピルビン酸塩が産生される重要なポイントに達する。(ピルビン酸塩はピルビン酸の共役塩基であり，容易に解離する。)酸素化が十分であれば，ピルビン酸塩はミトコンドリアに入り，ブドウ糖代謝に必要な適切なエネルギー(ブドウ糖1分子当たり32分子のATP)を供給する。酸素はミトコンドリア内におけるブドウ糖代謝物の酸化的分解には直接関与していないことを**図4.1**に示した。これは，クレブスKrebs回路における酸化反応により達成される(酸化は電子を失うこと，還元は電子を得ることという定義を思い出してほしい)。放出された電子は，ニコチンアミドアデニンジヌクレオチド(NAD)とフラビンアデニンジヌクレオチド(FAD)の補酵素に受け取られる。還元された補酵素($NADH$と$FADH_2$)は，電子キャリアとして機能し，ミトコンドリア内側膜において，電子を四つのタンパク質複合体に供与する(つまり，**電子伝達系**)。電子はそれから，一つのタンパク質複合体から次のタンパク質複合体へと渡され，この伝達によりエネルギーを蓄積するATP分子が産生される(これは**酸化的リン酸化**として知られている)。最後のタンパク質複合体(シトクロムオキシダーゼ)は，酸素と結合するヘムを含むタンパク質であり，電子伝達系で"使用された"電子は，酸素を還元して水に変化させる。(この過程に含まれる化学反応については第8章で説明する。)電子の除去により電子伝達系を継続して使用すること(そして，ATP産生を継続すること)を可能にする。

　電子伝達系の最終過程で電子を除去するのに必要な酸素がない場合には，酸化的リン酸化は停止する。クレブス回路を停止させ，ピルビン酸塩がミトコンドリアに入ることを妨げる逆向きの効果ももっている。ピルビン酸塩は，乳酸デヒドロゲナーゼlactate dehydrogenase(LDH)を触媒とし，NADHを電子ドナーとして起こる反応を介して乳酸に変換される。(乳酸は容易に解離して乳酸イオンとなり，細胞から出て，血流に入る。高乳酸血症に伴う細胞外液アシドーシスの原因に関する論争は，本章の範囲を超えている。)

▶好気的乳酸産生

ここに述べたような（伝統的な教えを忠実に映す）代謝の仕組みによれば，ピルビン酸塩は，好気的解糖の最終産生物であり，乳酸は嫌気的解糖の最終産物である。しかし，乳酸は正常な好気的代謝によっても産生されるので，これは実際とは異なる。乳酸は 20 mmol/kg/day 産生される[3]。乳酸の好気的産生は，ピルビン酸塩から乳酸への転換の平衡定数が乳酸産生に強く傾いていることと，この反応を促進する LDH のアイソフォームの酵素活性が高いことによる。乳酸産生が優先されることは，細胞外乳酸：ピルビン酸塩比が，脳では 23：1，骨格筋では 10～13：1，肝臓では 7：1 である[4]ことからも明らかである。

好気的高乳酸血症

好気的に乳酸を産生する能力は，血中乳酸濃度の上昇（高乳酸血症）は，必ずしも組織低酸素を反映するものではないことを示している。実際，組織酸素化が十分な状況でも高乳酸血症が起こる数多くの事象が存在する。"好気的高乳酸血症"の主な原因を**表 4.1** に挙げる。特に注意すべき原因は，米国における入院死亡の第 1 位[5]の，世界的にも最大の死因[6]である敗血症と敗血症性ショック（太字で強調してある）である。次

表 4.1　好気的高乳酸血症の原因

疾患	薬物・毒素
喘息（重症）	β作動薬
ケトアシドーシス	シアン
肝障害	メトホルミン
てんかん	プロポフォール
敗血症/敗血症性ショック	プロピレングリコール
チアミン欠乏症	サリチル酸
腫瘍	アルコール

に，敗血症と敗血症性ショックにおける高乳酸血症は好気的代謝による
という証拠について簡単に説明する。

■敗血症と敗血症性ショック

血清乳酸値は，敗血症や敗血症性ショックの診断や治療，予後判定に重
要な役割を果たしている。敗血症は生命を脅かす臓器機能障害を起こす
感染症に対するホストの調節不全の反応であり，敗血症性ショックは，
循環血液量に依存しない，あるいは循環血液量増加に反応しない低血圧
と高乳酸血症(すなわち，血清乳酸値>2 mmol/L)で同定される敗血症
のサブセットである[7]。これらの定義に従えば，高乳酸血症は敗血症性
ショックの普遍的な結果ということになる。高乳酸血症は敗血症性
ショックを伴わない敗血症でもしばしば起こることであり，血清乳酸値
の測定は，敗血症の早期診断のスクリーニングツールとして使用されて
きた[8]。その診断的価値に加え，高乳酸血症は敗血症と敗血症性ショッ
クにおける予後決定因子としての重要な意味ももっている。これらの状
態で致死的となるリスクは，高乳酸血症の存在と重症度[9]ならびに，治
療を開始してから乳酸値が正常に復するまでに要する時間に直接的に関
係している(すなわち，正常化するまでの時間が長いほど，死亡リスク
は上昇する)[10]。後者の観察は，敗血症と敗血症性ショックの乳酸値を
指標とした治療法の選択につながった[11]。

　乳酸値と死亡率との相関は，組織低酸素症が敗血症と敗血症性ショッ
クの死亡の原因であるという証拠として使用されてきた。しかし，この
主張は以下のような観察とは反するものである。

▶組織酸素化

敗血症の動物モデルにおいて，ポジトロン放出マーカー positron-emit-
ting marker(^{18}F-fluoromisonidazole) の使用によって，脳や心臓，肺，
骨格筋など，調べたどの器官においても細胞低酸素症の証拠はなかっ
た[12]。敗血症や敗血症性ショックにおいて組織酸素分圧(PO$_2$)は実際に
は**上昇している**ことが，ヒトにおける骨格筋の PO$_2$ の直接記録[13,14]で

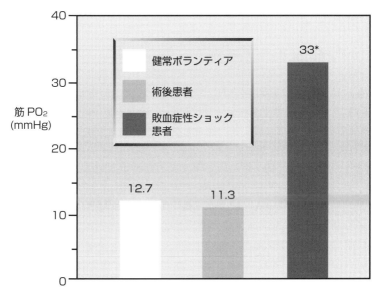

図 4.2 健常ボランティアと大手術後の患者，敗血症性ショック患者で測定された骨格筋 PO_2 の比較。バーの上の数字は各グループの平均筋 PO_2 を，＊は他のグループとの有意差（$p<0.001$）を示す。データは文献 13 より。

は示されている。これらの研究のうちの一つの結果を**図 4.2** に示す[13]。この研究では，健常ボランティア，人工心肺手術直後の患者，敗血症性ショックの患者の 3 群において腕橈骨筋（前腕）の PO_2 を測定した。骨格筋 PO_2 は，健常ボランティアと，術後患者では同等だったが，敗血症性ショック患者では 3 倍も高かった。（この研究における敗血症性ショック患者のほとんどは生存しなかった，ということは注目に値する。）敗血症患者における同様の研究では，骨格筋 PO_2 の上昇の程度と，疾患の重症度に正の相関があることが示されている[14]。敗血症における組織 PO_2 の上昇は，ミトコンドリアにおける酸素利用が敗血症においては不完全であるという**細胞変性性低酸素** cytopathic hypoxia の概念と矛盾がない[15]。

▶ピルビン酸デヒドロゲナーゼ

ピルビン酸デヒドロゲナーゼ pyruvate dehydrogenase(PDH)はピルビン酸塩のアセチル補酵素 A(アセチル CoA)への酸化的変換に関与している。この反応はチアミンピロリン酸を補因子として必要とする(**図 4.1**参照)。この反応はミトコンドリアにおける解糖系を動かし，ブドウ糖基質の完全な酸化を起こす。敗血症は，PDH 活性を抑制することが示されている[16]。この抑制は，細菌毒素(例えば，エンドトキシン)と炎症性サイトカイン〔例えば，腫瘍壊死因子 tumor necrosis factor(TNF)α〕に原因がある[2,17]。その結果，解糖が乳酸産生に転換され，組織低酸素の結果ではない高乳酸血症を起こす[16]。PDH 抑制は，上で示した仮説，敗血症におけるミトコンドリア酸素利用障害の一つの機序である(つまり，細胞変性性低酸素)。

　ジクロロ酢酸 dichloroacetate(DCA)は，酸素化が十分なときのみに有効な PDH 活性化因子である。動物やヒトの研究においても，DCA が敗血症において血清乳酸値を低下させることが示されており[18,19]，これはまた組織低酸素が敗血症の特徴ではないというさらなる証拠を提供している。DCA の機能を**図 4.3** に示す[18]。この研究では，エンドトキシンにより起きた血清乳酸値の上昇は DCA 投与により完全に拮抗されている。12%酸素の吸入(低酸素チャレンジ)では血清乳酸値が上昇していないことにも注意してほしい。これらの結果は，血清乳酸値上昇と組織低酸素症との間には結びつきがないことを明確に示している。

▶チアミン欠乏症

チアミンピロリン酸は PDH の補因子であり(**図 4.1** 参照)，チアミン欠乏症は細胞低酸素症がない状況での高乳酸血症の原因として認識されている[20]。チアミン欠乏症は敗血症性ショック患者の 20%近くに認められており[21]，この状況でチアミンを静脈内投与すると血清乳酸値が低下することが示されている[22]。したがって，チアミン欠乏症は，好気的高乳酸血症の可能性のある(そして，しばしば見逃される)原因である。

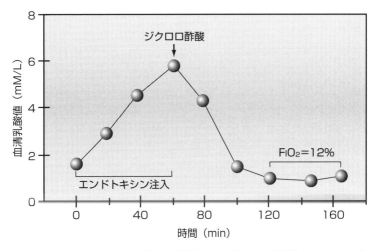

図4.3　エンドトキシン，ジクロロ酢酸，12％酸素吸入（低酸素チャレンジ）の血清乳酸値に対する効果。

▶一酸化窒素

敗血症に伴う炎症性反応は，敗血症において，敗血症の特徴である血管拡張をはじめ多くの役割をもつ反応性フリーラジカルである一酸化窒素（NO）の増加を伴う。NO は，シトクロムオキシダーゼ（電子伝達系の最後の要素）を抑制して，酸化的リン酸化を妨げることから，ミトコンドリア機能障害のよく知られた原因物質である[23]。さらに，NO はスーパーオキシドラジカル（炎症部位には豊富に存在する）と容易に反応してミトコンドリアにおける電子伝達系の強力な抑制物質であるペルオキシナイトライトを産生する[23]。（NO とスーパーオキシドラジカルとの反応については第8章で詳細に述べる。）NO とペルオキシナイトライトの合わさった効果は，敗血症におけるミトコンドリア機能障害の重要な原因となる。

▶解糖の亢進

敗血症のようなストレスの強い状態は，細胞膜表面のブドウ糖トランスポータータンパク質の細胞表面への蓄積を起こし，ブドウ糖の細胞内への取り込みを促進する[24]。その結果，敗血症においては解糖速度が40～50％も上昇し，細胞からの乳酸とピルビン酸塩の放出も同様に増加する[12]。（乳酸とピルビン酸塩の当量の放出は，好気的解糖が起こっている証拠である。）敗血症における解糖の亢進は，循環中のカテコールアミン，特にアドレナリンによる β_2 受容体刺激による[25]。解糖速度を上昇させ，ピルビン酸塩のミトコンドリア内への移動を抑制することも，好気的高乳酸血症の主動力となる。

▶まとめ

敗血症と敗血症性ショックにおける高乳酸血症は，ミトコンドリアにおける酸素利用障害の結果であって，酸素欠乏によるものではないという多くの証拠がある。敗血症におけるミトコンドリア機能障害は，ピルビン酸デヒドロゲナーゼ（例えば，細菌産生物やチアミン欠乏による）の抑制や，電子伝達系の抑制（例えば，一酸化窒素による）といった，いくつかの要因による。ミトコンドリア機能障害は，ストレスによる解糖の増加とともに，好気的な乳酸産生を増加させる。

▌嫌気的乳酸代謝は一般的なことか？

酸素濃度がミトコンドリアにおける ATP 産生をサポートするには不十分な場合にのみ乳酸の嫌気的産生が起こる。この点に関係するようにみえることは，第3章で述べた（"critical PO_2" の項参照）PO_2 が $0.5\ mmHg$ 未満になるまで ATP 産生は続くという証拠である。これは，嫌気的乳酸代謝は普通に行われることではなさそうであることを意味している。この考えは，虚血や重症低酸素血症など組織低酸素を起こすと信じられている状態でも，細胞 ATP 濃度は不変であるという動物実験に裏づけられている[26]。これらの観察は，次の引用文で強調されるように，嫌気

的状態が高乳酸血症に対する役割についての"パラダイムシフト"を導
いた。

「現在，乳酸値の増加は，酸素の不足以外によっても起こること
は確立されている。低酸素により起こる乳酸蓄積は，通例とい
うよりも，非常なる例外である。」[2]

■酸化燃料としての乳酸

乳酸は嫌気的代謝の老廃物ではなく，代謝的ストレスがある場合の別の
燃料源として機能するというコンセンサスが得られつつある[2, 25, 27]。ブ
ドウ糖と乳酸の酸化から得られるエネルギー量を**表 4.2** に示した。分
子レベルで考えれば，ブドウ糖から得られるエネルギー量は乳酸から得
られるエネルギー量の約 2 倍であるが，1 分子のブドウ糖からは 2 分子
の乳酸が産生されるので，乳酸産生から得られるエネルギー量はブドウ
糖と同じである。**表 4.2** に示すようにブドウ糖と乳酸のカロリー密度
（3.74 kcal/g vs. 3.62 kcal/g）は同じであり，**乳酸は酸化燃料としてはブ
ドウ糖と同等である**ことを示している。

▶乳酸シャトル

代謝需要が高まりブドウ糖の供給が危うくなった場合，乳酸はエネル
ギー源として機能する。産生が高まった部位からの乳酸の移動は**乳酸**

表 4.2　酸化の燃料としての乳酸とブドウ糖

基質	分子量	エネルギー量	カロリー密度
ブドウ糖	180 g/mol	673 kcal/mol	3.74 kcal/g
乳酸	90 g/mol	326 kcal/mol	3.62 kcal/g
乳酸×2	180 g/mol	652 kcal/mol	

シャトルと呼ばれる[27]。骨格筋から肝臓への移動に関与する乳酸シャトルが最初に発見されたが，乳酸は肝臓におけるブドウ糖新生の基質として用いられる。（その後にブドウ糖を用いて乳酸を産生する反応は**コリ Cori 回路**と知られている。）乳酸はまた，酸化燃料として用いられるために移動する。このためには，乳酸からピルビン酸塩に転換され，酸化的リン酸化のためにミトコンドリア内に入る必要がある。このような乳酸シャトルは離れた器官や，同じ器官内の細胞間でも起こる。後者の現象（器官内乳酸シャトル）は，運動中の筋肉で証明されている。白 "解糖" 筋線維で産生された乳酸は，赤 "酸化" 筋線維へと移動する[27]。運動中は，産生された乳酸の約 75％ は酸化燃料として用いられ，25％ は糖新生のために用いられる[27]。

　代謝ストレスがある状態では，心臓や脳において乳酸はしばしば酸化燃料として用いられる。このような状況では，乳酸は心筋が必要とする60％のエネルギーを供給することができ[2]，乳酸は循環ショックの状態においては心臓パフォーマンスを改善するという証拠がある[28]。乳酸はストレスがある状況では，脳が必要とするエネルギーの約 25〜30％ を供給することができる[29]ことや，脳には器官内乳酸シャトルが備わっており，星状細胞が乳酸を酸化エネルギーとして運搬する[2]。これらのような適応は，生命を脅かされる状況において心臓や脳を保護し生き延びることを助ける。

酸素負債

組織低酸素のよく用いられるもう一つのマーカーは，正常未満の状態における（低体温でない状況において）酸素消費量（VO_2）である。積みあがった VO_2 の不足は**酸素負債**として知られている[30]。全身の VO_2 は，一定の時間内の吸入気と呼気中の酸素濃度の差として，あるいは修正フィック Fick 式を用いて求められる。すなわち，

$$VO_2 = Q \times (CaO_2 - C\bar{v}O_2) \tag{4.1}$$

Q は体積流量（心拍出量），$(CaO_2 - C\bar{v}O_2)$ は動脈血と混合静脈血（肺動脈血）の酸素含量較差である。この計算には通常，肺動脈カテーテルによる測定値が必要になる。

▌起　源

酸素負債という概念は，激しい運動後に続く高代謝状態を説明するために 1920 年代に導入された[31]。この概念によれば，運動により引き起こされる血清乳酸値上昇は，嫌気的代謝の反映（酸素負債）であり，運動後の VO_2 増加は，"酸素負債を返済する"機序である。この概念は，提唱者であるアーチボル[] ヴィヴィアン・ヒル Archibald Vivian Hill（英国の生理学者）をノーベル賞の受賞へと導いた。運動後の VO_2 増加は体温上昇の結果であると報告した 1971 年の研究まで，この概念は 50 年近くも疑いをもたれてこなかった[32]。骨格筋における酸素レベルは，筋収縮中と段階的な運動中に乳酸産生が着実に増加していくにもかかわらず変化しないことが研究[33,34]で示されており，運動中は嫌気的代謝が起こる時期はない（そして，酸素負債が生じることはない）ことを示している。

▌臨床への応用

酸素負債の臨床的な例を**図 4.4** に示す。この腹部大動脈瘤修復術を受けている患者の場合，VO_2 は正常下限（破線で示される）以下に早期から，そして持続的に減少している。白い部分が酸素負債の大きさと持続時間であり，酸素負債を表している。（VO_2 減少が高乳酸血症出現前に起きていることは，VO_2 減少が血清乳酸値上昇の原因であることを示している。）術後に継続的な酸素負債を起こした患者は，術後多臓器不全をより起こしやすいことが臨床研究で示されている[30]。同様の関係は，循環ショック患者でも観察されている。

　臨床医学において酸素負債の概念を採用することは，VO_2 の異常低値は組織低酸素症の証拠であるという仮定に基づいている。しかし，正

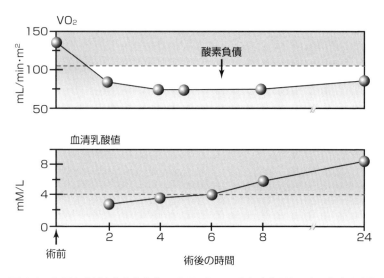

図4.4　腹部大動脈瘤修復術術後の時間における酸素消費量（VO₂）と血清乳酸値の連続測定。破線は，正常の上限（乳酸の場合）と下限（VO₂ の場合）を示す。白の部分は酸素負債を示す。データは著者の経験から。

常値よりも低い VO₂ は，十分な酸素はあるがミトコンドリアにおける酸素利用の減少（ミトコンドリア機能不全）の結果でもあり得る。（**図4.4** の症例は，術後の VO₂ 減少は，侵襲の大きな手術に伴う炎症反応の結果として起こる一酸化窒素誘導性の電子伝達系抑制の結果だったかもしれない。）したがって，酸素負債は必ずしも組織低酸素症のマーカーではない。しかし，細胞エネルギー欠乏のマーカーではあり，酸素負債が前述したように予後決定においてなぜ意味をもつかにつながる。

▶的をしぼった治療

酸素負債の存在と多臓器不全との関連を示した臨床研究に基づき，組織への酸素供給を促進することにより，正常あるいは正常より多い supranormal の VO₂ を達成しようという治療戦略ができてきた。しかし，この治療戦略を用いた場合の死亡率への影響は，死亡率を低下させ

た[35]，死亡率に変化がなかった[36]，死亡率が上昇した[37]と，報告により
まちまちであった。結果として，酸素負債の概念は治療戦略としてはほ
とんど放棄された。興味深いのは，治療戦略の欠点の一つは，酸素運搬
増加を課したにもかかわらず，VO_2を望んだレベルにまで増加させら
れなかったというものであった[36]。このことが，次の二つの章の中心的
なテーマである。

まとめ

組織低酸素は，死への共通経路であるという理解は，高乳酸血症と酸素
負債を組織低酸素のマーカーとして用いる研究に基づいている。しか
し，どちらのマーカーも組織低酸素に特異的なものではない。高乳酸血
症に関していえば，乳酸は嫌気的代謝の老廃物というよりも，代謝スト
レスがある場合の酸化燃料として用いられるというのが，最近の考え方
である。

　本章で示した内容に基づけば，組織低酸素はすべての死への前兆では
ないと結論づけることは理にかなっている。実際，酸素と，その反応性
派生物（本書の第 II 部で述べる）の傷害効果を考えると，酸素の**存在自体**
が生命への本当の脅威であると言えよう。

■文　献

A.　Newland, S., How We Die: Reflections on Life's Final Chapter. New York: Random House, 1994.『人間らしい死にかた―人生の最終章を考える』（河出書房新社，1995）

1.　Barnett JA, Entian K-D. A history of research on yeasts, 9: regulation of sugar metabolism. Yeast 2005; 22:835–894.

2.　Ferguson BS, Rogatzki MJ, Goodwin ML, et al. Lactate metabolism: historical context, prior misinterpretations, and current understanding. Europ J Appl Physiol 2018; 118:691–728.

3.　Kraut JA, Madias NE. Lactic acidosis. N Engl J Med 2014; 371:2309–2319.

4.　Rogatski MJ, Ferguson BS, Goodwin ML, Gladden LB. Lactate is always the end product of glycolysis. Front Neuroscience 2015; 9:1-7.

5. Liu V, Escobar GJ, Greene JD, et al. Hospital deaths in patients with sepsis from 2 independent cohorts. JAMA 2014; 312:90-92.

6. Rudd KE, Johnson SC, Agesa KM, et al. Global, regional, and national sepsis incidence and mortality, 1990-2017: analysis for the Global Burden of Disease Study. Lancet 2020; 395:200-211.

7. Singer M, Deutschman C, Seymore CW, et al. The third international consensus definitions of sepsis and septic shock. JAMA 2016; 315:801-810.

8. Contenti J, Corraze H, Lemoël F, Levraut J. Effectiveness of arterial, venous, and capillary blood lactate as a sepsis triage tool in ED patients. Am J Emerg Med 2015; 33:167-172.

9. Trzeciak S, Dellinger RP, Chansky ME, et al. Serum lactate as a predictor of mortality in patients with infection. Intensive Care Med 2007; 33:970-977.

10. Nguyen HB, Rivers EP, Knoblich BP, et al. Early lactate clearance is associated with improved outcome in severe sepsis and septic shock. Crit Care Med 2004; 32:1637-1642.

11. Jansen TC, van Bommel J, Schoonderbeek FJ, et al. Early lactate-guided therapy in intensive care unit patients: a multicenter, open-label, randomized controlled trial. Am J Resp Crit Care Med 2010; 182:753-761.

12. Hotchkiss RS, Karl IE. Reevaluation of the role of cellular hypoxia and bioenergetic failure in sepsis. JAMA 1992; 267:1503-1510.

13. Sair M, Etherington PJ, Winlove P, Evans TW. Tissue oxygenation and perfusion in patients with systemic sepsis. Crit Care Med 2001; 29:1343-1349.

14. Boekstegers P, Weidenhofer S, Kapsner T, Werdan K. Skeletal muscle partial pressure of oxygen in patients with sepsis. Crit Care Med 1994; 22:640-650.

15. Fink MP. Cytopathic hypoxia. Mitochondrial dysfunction as mechanism contributing to organ dysfunction in sepsis. Crit Care Clin 2001; 17:219-237.

16. Vary TC. Sepsis-induced alteration in pyruvate dehydrogenase complex activity in rat skeletal muscle: effects on plasma lactate. Shock 1996; 6:89-94.

17. Thomas GW, Mains CW, Slone DS, et al. Potential dysregulation of the pyruvate dehydrogenase complex by bacterial toxins and insulin. J Trauma 2009; 67:628-633.

18. Curtis SE, Cain SM. Regional and systemic oxygen delivery/uptake relations and lactate flux in hyperdynamic, endotoxin-treated dogs. Am Rev Respir Dis 1992; 145:348-354.

19. Stacpoole PW, Nagaraja NM, Hutson AD. Efficacy of dichloroacetate as a lactate-lowering drug. J Clin Pharmacol 2003; 43:683-691.

20. Oriot D, Wood C, Gottesman R, et al. Severe lactic acidosis related to acute thiamine deficiency. JPEN: J Parenter Enteral Nutr 1991; 15:105-109.

21. Donnino MW, Carney E, Cocchi MN, et al. Thiamine deficiency in critically ill patients with sepsis. J Crit Care 2010; 25:576-581.

22. Woolum JA, Abner EL, Kelly A, et al. Effect of thiamine administration on lactate

clearance and mortality in patients with septic shock. Crit Care Med 2018; 46:1747–1752.

23. Cassina A, Radi R. Differential inhibitory action of nitric oxide and peroxynitrite on mitochondrial electron transport. Arch Biochem Biophy 1996; 328:309–316.

24. Windall CC, Baldwin SA, Davies A, et al. Cellular stress induces a redistribution of the glucose transporter protein. FASEB J 1990; 4:1634–1637.

25. Levy B. Lactate and the shock state: the metabolic view. Curr Opin Crit Care 2006; 12:315–321.

26. Gutierrez G, Pohil RJ, Andry JM, et al. Bioenergetics of rabbit skeletal muscle during hypoxemia and ischemia. J Appl Physiol 1988; 65:608–616.

27. Brooks GA. Cell–cell and intracellular lactate shuttles. J Physiol 2009; 587:5591–5600.

28. Kline JA, Thornton LR, Lopaschuk GD, et al. Lactate improves cardiac efficiency after hemorrhagic shock. Shock 2000; 14:215–221.

29. van Hall G, Strømstead M, Rasmussen P, et al. Blood lactate is an important energy source for the human brain. J Cereb Blood Flow Metab 2009; 29:1121–1129.

30. Shoemaker WC, Appel PL, Kram HB. Role of oxygen debt in the development of organ failure, sepsis, and death in high–risk surgical patients. Chest 1992; 102:208–215.

31. Hill AV, Long CNH, Lupton H. Muscular exercise, lactic acid, and supply and utilization of oxygen. IV. The oxygen debt at the end of exercise. Proc R Soc Lond B Biol Sci 1924; 97:127–137.

32. Brooks GA, Hittelman KJ, Faulkner JA, Beyer RE. Temperature, skeletal muscle mitochondrial function, and oxygen debt. Am J Physiol 1971; 220:1053–1059.

33. Connett RJ, Gayeski TE, Honig CR. Lactate efflux is unrelated to intracellular PO_2 in a working red muscle in situ. J Appl Physiol 1986; 61:402–408.

34. Richardson RS, Norszewski EA, Leigh JS, Wagner PD. Lactate efflux from exercising human skeletal muscle: role of intracellular PO_2. J Appl Physiol 1998; 85:627–634.

35. Shoemaker WC, Appel P, Kram H, et al. Prospective trial of supranormal values of survivors as therapeutic goals in high–risk surgical patients. Chest 1988; 94:1176–1186.

36. Yu M, Levy M, Smith P, et al. Effect of maximizing oxygen delivery on morbidity and mortality in critically ill patients. A prospective, randomized, controlled trial. Crit Care Med 1993; 21:830–838.

37. Hayes M, Timmin A, Yau EHS, et al. Elevation of systemic oxygen delivery in the treatment of critically ill patients. N Engl J Med 1994; 330:1717–1722.

5

酸素療法は組織のニーズに
基づいているか？

「私たちが学ぶことをしばしば妨げるのは，
私たちが既に知っていると思い込んでいることである。」
クロード・ベルナール(1813〜1878)

他のいかなる治療法とは並ぶものがないくらい酸素療法への溺愛がある。酸素療法の人気の高さは，救急室(ここでは酸素吸入が急性期疾患に対して反射的に行われている)と集中治療室(酸素投与がされていない患者をみることはまれである)などで容易にみて取れる。酸素吸入は，"酸素バー"(純酸素にいろいろな香りをつけて鼻カニューレから吸入したり)や，酸素スプレーができる携帯用カニスター(即効性の"強壮剤")でごく普通の人々も利用できる。

歯止めのきかない酸素投与については，実質組織の細胞は酸素が乏しい環境でも活動すること，および酸化的代謝は，酸素分圧(PO_2)が1mmHg以下になっても継続可能であるとことを示した第3章の内容を踏まえて，厳密に検証されるべきである。本章では，酸素使用と酸素ニーズとの関係に焦点を当てて少し詳しく考えてみる。

現在のガイドライン

酸素療法は広く用いられているにもかかわらず，この診療に関するガイ

ドラインは驚くほど少ない。エキスパートが中心となって作成された最初の酸素療法ガイドライン[1]は 1984 年に出されたが，主たる推奨は以下のようなものであった。

> 酸素療法は，検査により動脈血酸素分圧（PaO_2）が 60 mmHg 未満あるいは，動脈血酸素飽和度（SaO_2）が 90％未満が示された急性状態では適切である。<u>これらの検査データが満たされなければ，組織低酸素と一般的に仮定できる。</u>（下線は引用者）

これは，低酸素血症とは PaO_2 が 60 mmHg 未満，あるいは SaO_2 が 90％未満であるというコンセンサスの取れた定義と一致するものであり，この酸素療法実施に対する閾値は何年もほとんど変更されていない。最近のガイドラインでは，酸素毒性の可能性が認識され，酸素療法の上限が加えられている。直近の酸素療法に関する推奨[2]は，二酸化炭素蓄積のリスクがある患者での SaO_2 の目標値を 88〜92％にし，それ以外の患者では 90〜94％にするというものである。

▌動脈血酸素飽和度（SaO_2）

1970 年代にパルスオキシメトリが導入され，信頼性が高く非侵襲的な経皮的末梢動脈血酸素飽和度（SpO_2）測定がベッドサイドで可能になった。その後の 10 年間で，パルスオキシメトリは広く行きわたり，SpO_2 は“第 5 のバイタルサイン”と呼ばれるようになった[3]。入手が容易であり，記録も容易であるため，SpO_2 は酸素療法の導入のための測定法となった。しかし，酸素を組織に運搬する駆動力は血液と組織の PO_2 較差であり，酸素療法の指標には PaO_2 のほうがより適切である。

▶酸素解離曲線

パルスオキシメトリ測定が最適でない場合（思ったよりもその頻度は高い）[4]や，酸素解離曲線のシフトがある場合には，SaO_2 は判断を誤らせる可能性がある。後者の影響については**図 5.1** に示した。酸素解離曲線は，PaO_2 と SaO_2 の関係を示したものである。酸素解離曲線の左方

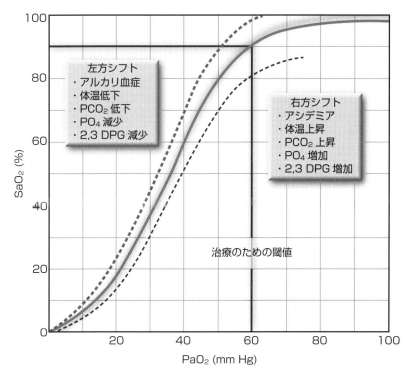

図 5.1　酸素解離曲線。正常曲線（実線）が右あるいは左（点線）にシフトすると，PaO_2 と SaO_2 の関係が変化する。2,3 DPG：2,3 ジホスホグリセリン酸，PCO_2：二酸化炭素分圧，PO_2：酸素分圧，PO_4：リン酸。詳細は本文参照。

シフトは，いかなる PaO_2 でも SaO_2 はシフトがない場合よりも高くなる（これは，ヘモグロビンが組織で酸素をより放出しにくくなることを示す）のに対し，右方シフトは逆の効果をもっている。これらの左右へのシフトの人を誤らせるような影響を正しく評価するには，SaO_2 の上昇は通常より多くの酸素が組織に供給されていることを示すが，SaO_2 の上昇が酸素解離曲線の左方シフトによるものであれば，より少ない酸素しか組織に放出されないと考えればよい。酸素解離曲線のシフトを起こす状態は，**図 5.1** に示す。

▍不服従

酸素療法に関するガイドラインは，一般的には尊重されていない。ガイドラインに対するコンプライアンスを評価した11編の論文のレビュー[5]では，遵守率は0〜55%であり，5つの研究では10%未満であった。これらの研究それぞれに，ガイドラインに従うようにするための教育的配慮も行われているが，その努力にもかかわらず遵守率は50%未満にとどまる。ガイドラインに従わないということが酸素療法の報告の過剰使用の一因であることは確かである[6]。

　酸素の誤用は主として，推奨されるSaO$_2$やPaO$_2$上限の無視である。107,000の動脈血液ガスサンプルを評価した多施設研究では，酸素療法を受けている患者の3/4のサンプルがPaO$_2$あるいはSaO$_2$が推奨される目標値を超えていた[7]。これは，問題とすべき酸素の傷害効果に対する関心の欠如を意味しており，現在の酸素療法は過剰というだけでなく，危険でもあることを暗に意味している。

低酸素血症に対する耐性

この項では，SaO$_2$が90%未満，あるいはPaO$_2$が60 mmHg未満にまで低下したときの酸素療法開始が合理的であるかについて検証する。

▍動脈血酸素含量

低酸素血症のまれにしか言及されない特徴の一つは，**低酸素血症は動脈血酸素含量に対し比較的わずかしか影響しない**ことである。酸素療法開始や赤血球輸血開始の閾値と動脈血酸素含量（CaO$_2$）との関係を**図5.2**に示す。この図におけるCaO$_2$は以下の式を用いて求める。

$$CaO_2 = 1.34 \times [Hb] \times SaO_2 \times 10 (mL/L) \tag{5.1}$$

1.34はヘモグロビンの酸素運搬能力（mL/g），[Hb]はヘモグロビン濃

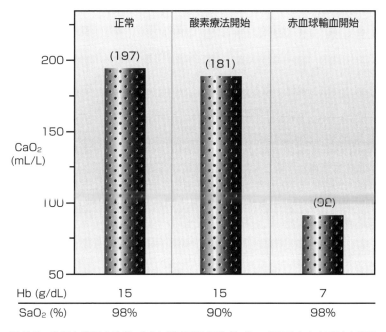

図 5.2　動脈血酸素含量（CaO₂）と酸素療法開始（SaO₂＝90％）と赤血球輸血開始（Hb＝7 g/dL）との関係。括弧内の数値は，下に示されたヘモグロビン（Hb）濃度と動脈血酸素飽和度（SaO₂）から計算された CaO₂ 値。

度（g/100 mL），SaO₂ はヘモグロビン酸素飽和度（％），10 は mL/100 mL を mL/L に補正する係数である。正常のヘモグロビン濃度 15 g/100 mL，SaO₂（0.98）を代入すれば，CaO₂ は 197 mL/L（**図 5.2** の左）となる。SaO₂ が 0.90 に低下（通常の酸素療法開始閾値）した場合，CaO₂ は 181 mL/L となり，8％低下したことになる。したがって，酸素療法開始の閾値まで SaO₂ が低下した場合の酸素含量の減少は比較的少なく（8％），このわずかかばかりの減少が組織酸素化に影響するとは考えにくいようにみえる。

　赤血球輸血で推奨される輸血トリガーはヘモグロビン濃度 7 g/dL（第 6 章参照）であり，CaO₂ は 92 mL/L となり，ベースラインから 64％の

減少に相当する。したがって，酸素療法を開始するトリガーの動脈血酸素含量(181 mL/L)と赤血球輸血のトリガーである動脈血酸素含量(92 mL/L)とには大きな開きがある。動脈血酸素含量が 92 mL/L でも組織酸素化が障害されていなければ，酸素療法が，組織酸素化が十分でも開始されている証拠となる。

▌低圧性低酸素血症

高度低酸素血症に関するヒトの実験は，ほとんど減圧チェンバー内で行われ，被験者は低い気圧にさらされることになる。この状態は，**低圧性低酸素症**として知られ，その結果として起こる動脈血酸素化の悪化は，**低圧性低酸素血症**として知られる。高度の低圧性低酸素血症に耐える能力は，ラインホルト・メスナー Reinhold Messner という勇猛果敢なイタリア人登山家により "現場" で最初に示された。

▶ラインホルト・メスナー

ラインホルト・メスナーは訓練と経験を積むことで最も成功した登山家である。彼の最も注目に値する業績の一つは，彼と同僚の登山家であるペーター・ハーベラー Peter Habeler との 1978 年のエベレスト(標高8,848 メートル)無酸素登頂である(**図 5.3** 参照)。メスナーは，登山とは人工的な補助器具をできるだけ用いずに行うものと信じる自然主義者であり，彼はキャリアを通じて，"人工的酸素補助具" を用いることを避けた。歴史的な登頂の前にメスナーは，(当時の専門家から)エベレストの無酸素登頂は自殺行為であると警告された。標高 8,000 メートルより上("死のゾーン" として知られる領域)では意識を失い，永久的な脳障害をこうむるであろうと。しかし，これは(酸素に関する他の主張と同じように)検証されていない主張であった。そこで，メスナーは簡単な方法を考案した。気密性の保たれていない飛行機に乗り，大気を吸入しながらエベレストの頂上よりも上の高度を飛行した。メスナーは，高度が 8,000 メートルよりも上空(死のゾーン)でも，9,000 メートルに達しても具合は悪くならなかった。彼は後に「酸素マスクなしの飛行中，

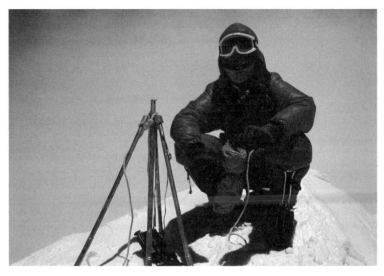

図 5.3　エベレスト山頂のラインホルト・メスナー。この標高での吸入酸素分圧 P_IO_2 はわずか 43 mmHg である。

私は話すことも，考えることも，すべてを感じることもできた」[8] と書いている。

このように，ラインホルト・メスナーは低酸素環境では生存できないという一般的な信条の一つの正体を暴いた。彼は，8,000 メートルを超える 14 の山すべての登頂に初めて成功しただけでなく，そのすべてを酸素補助なしでやり遂げたのである。(**注目**：エベレスト無酸素登頂成功は 198 件もある。これをやり遂げた人たちのリストは https://www.8000ers.com でみることができる。)

エベレスト山頂におけるラインホルト・メスナーの生理学的な測定値はないが，彼が体験した低圧性低酸素の度合いは，登頂による吸入酸素分圧(P_IO_2)を計算することでわかる。

$$P_IO_2 = (P_B - P_{H_2O}) \times 0.21 \tag{5.2}$$

表5.1 高度低酸素血症

	海抜0 m	エベレスト山頂	%変換
$P_{I}O_2$ (mmHg)	150	43	−73%
PaO_2 (mmHg)	99	30	−70%
SaO_2 (%)	98	58	−41%
CaO_2 (mL/L)	179	119	−34%
VO_2 (mL/L)	350	386	+10%
VCO_2 (mL/L)	278	369	+33%
乳酸 (mmol/L)	1.1	1.7	+55%

数値は平均値で,整数の近似値(乳酸を除く)である。$P_{I}O_2$:吸入酸素分圧,CaO_2:動脈血酸素含量,VO_2:酸素消費量,VCO_2:二酸化炭素産生量。データは文献10より。

PB は気圧,PH_2O は水蒸気圧(吸入気の加湿による),0.21 は大気中の酸素分画である。エベレスト山頂の PB(気圧,大気圧)は 253 mmHg[9]で,海抜 0 m の 760 mmHg の約 3 分の 1 であり,PH_2O は 47 mmHg なので,$P_{I}O_2$ は $(253-47) \times 0.21 = 43$ mmHg となる。これは,エベレスト山頂の $P_{I}O_2$ は,酸素療法のトリガーとなる PaO_2 よりも低いことを意味している。

▶高度低酸素血症

最も影響力があった減圧チェンバーの研究は,8 人の健康なボランティア(登山家ではない)がエベレスト登山を想定した減圧室で 40 日間過ごすという Operation Everest II[10]である。この間,減圧チェンバー内の気圧をエベレスト山頂を再現するように $P_{I}O_2$ が 43 mmHg に達するまで徐々に減圧した。この研究のデータは表5.1に示す。低酸素血症の重症度($PaO_2 = 30$ mmHg,$SaO_2 = 58$%)に注意してほしい。さらに重要なことは,酸素消費量(VO_2)は減少せず,血清乳酸値は上昇しなかったことである。これらのデータは,臨床ではまれにしか遭遇しない(あるいは,継続することを許さない)低酸素血症においても好気的代謝が維

持されていることを示している。（嫌気的代謝のマーカーとしての乳酸値の信頼性については第4章で論じた。）

さらに高度の低圧性低酸素血症は，エベレスト登山者を対象とした唯一の研究[11]で報告されている。27,559フィート（≒8,400メートル）〔山頂よりも1,470フィート（≒448メートル）下〕で大気吸入をした4人の被験者の血液サンプルでは，PaO_2は24.6 mmHg，SaO_2は54％，血清乳酸値は2.2 mol/L（平均値）であった。減圧チェンバーを用いた研究と同様に，組織酸素化が障害されたという証拠はなかった。

▶馴　化

高度低圧性低酸素血症への耐性は，3〜4週間にわたって低圧環境に曝露されることによりヘモグロビン濃度の上昇が起きるという馴化反応の観点から解釈すべきである。これにより，運動能力の改善（"血液ドーピング"と同様であるが，こちらは自然による内的なものである）は，組織への酸素運搬の改善に帰することができる。しかし，次に説明するように，馴化の利益には別のプロセスもあるようである。

・二酸化炭素除去

表5.1のデータをみると，馴化した被験者において，二酸化炭素産生量（VCO_2）は33％増加したが，酸素消費量（VO_2）の増加程度はずっと小さかった（10％）。VCO_2の増加はVO_2増加の3倍なので，二酸化炭素運搬量の増加も酸素運搬量増加の3倍になるはずである。二酸化炭素運搬ではヘモグロビンが主たる役割を果たしているので（第2章参照），馴化におけるヘモグロビン濃度の増加は，二酸化炭素運搬増加に対する必要性によるのかもしれない。二酸化炭素は酸であり，二酸化炭素運搬の促進は，組織における酸の蓄積を軽減するのを助け，これが馴化の利益に貢献しているのかもしれない。

■正常圧性低酸素血症

臨床的に遭遇する低酸素血症（**正常圧性低酸素血症**）は，ほとんど全部が

表5.2　重症正常圧性低酸素血症

患者	PaO₂(mmHg)	SaO₂(%)	乳酸(mmol/L)
1	22	35	0.9
2	30	54	0.3
3	32	59	0.9
4	35	55	1.6
5	34	65	1.6
6	35	67	2.0
7	37	75	2.0
8	39	76	1.1

文献12より。

肺におけるガス交換異常の結果である。このタイプの低酸素血症は直ち
に介入されるため，耐性に関する情報は限られている。現在ある情報
は，小規模の観察研究と症例報告からのものである。**表5.2**に示す
データは，大気吸入をしている，少なくとも1時間にPaO₂が40
mmHg未満の急性呼吸不全となった8名の患者からのものである[12]。
表には患者ごとのPaO₂とSaO₂，血清乳酸値を示した。正常乳酸値を2
mmol/L以下とした場合，どの患者にも組織酸素化による障害の証拠は
なかった。同様の知見は症例報告[13]でも示されている。

▶臓器機能不全

臓器機能不全は，低酸素血症による好気的代謝の障害の(間接的)証拠と
して用いられている。最も障害が起こりやすい臓器は脳である。意識状
態の変化が低酸素血症の最も引き合いに出される結果であるが，脳機能
を変化させるのに必要な低酸素血症の程度は明確ではない。臓器機能障
害はPaO₂が30 mmHg未満，あるいはSaO₂が50％未満にまで低下す
るまでは起きないという長年にわたる主張がある[14]が，これらの主張を
裏づける証拠はない。一言触れておくべき観察に，心不全(すなわち，

低灌流状態)を伴わないかぎり，低酸素血症は意識変化を伴わないというものがある[12]。これは，低灌流が低酸素血症よりも組織酸素化に対してのより強力な脅威であることを示している。このことから，循環血液量減少性ショックと心原性ショック(すなわち，低流量ショック)があっても，"低酸素性ショック"は臨床的に認められないことを説明できるかもしれない。

まとめ

重症低酸素血症に対する耐性に関するヒトにおける研究は比較的少ないが，好気的代謝は酸素療法の閾値よりも低い SaO_2 や PaO_2 でも保たれるという証拠がある。これは，**酸素療法は，好気的代謝が障害されていないときにも一般的に行われており，酸素療法は組織の酸素ニーズに基づいていない**ことを意味している。

酸素療法に対する反応

以下，重要な意味をもつ酸素に対する生理的反応の妙な特徴について述べる。

血管収縮物質としての酸素

酸素は，血管拡張物質として機能する肺を除いたすべての重要器官において血管収縮物質として機能する。この血管収縮効果を**図 5.4**に示した。*in situ* の骨格筋標本において，周囲の PO_2 を 5 mmHg から 150 mmHg に上昇させた場合に開通している毛細管の密度を示している[15]。PO_2 が上昇するにつれ，毛細管密度は確実に減少し，PO_2 が 150 mmHg になると開通している毛細管はなくなる。この毛細管の進行性の消滅はほかの研究[16]でも示されており，細い小動脈の血管収縮の結果である。主たる機序は一酸化窒素(NO)の血管拡張機能の喪失であり[17]，スー

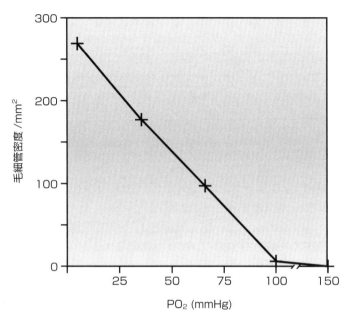

図 5.4　*in situ* 骨格筋標本において周囲の PO_2 を 5 mmHg から 150 mmHg に上昇させた場合に開通している毛細管密度。データ上の点は平均値を示す。データは文献 15 より。

パーオキシドラジカル，すなわち"活性酸素種"からくるものである。(この反応については第 8 章でさらに説明する。)ビタミン C(水溶性抗酸化物質)は酸素の血管収縮反応を消失させる証拠がある[18, 19]。

▶冠循環

冠動脈疾患患者では，酸素により起こされた血管収縮は，重大な冠血流量減少を起こし得る[20]。冠動脈狭窄が存在すると，血管収縮反応により狭窄後心筋の脱酸素化が起こる[21]ので，**酸素療法は急性冠症候群** acute coronary syndrome(ACS)**では害を及ぼす可能性がある**。このリスクは認識されており，ACS におけるルーチンの酸素吸入には疑問がもたれ

ている。低酸素血症に陥っていない ACS 患者に酸素療法を行う利益は
ないことがいくつかの研究で報告されている[22]。これらの研究に基づ
き，ST 上昇型心筋梗塞 ST-elevation myocardial infarction (STEMI) に
対する最新のガイドライン[23]では，酸素療法は低酸素血症がある場合に
限定するという推奨がなされている。しかし，この推奨はすべての冠動
脈疾患患者を対象にすべきである。

酸素運搬

酸素誘導性の全身血管収縮は左室後負荷を増加させる結果，心拍出量が
減少し得る[24]。このようなことが起きると，酸素吸入による全身酸素運
搬の促進効果は減少するだろう。このことは，酸素運搬量 (DO_2) に関す
る以下の式から説明できる。

$$DO_2 = CO \times CaO_2 \tag{5.3}$$

CO は心拍出量，CaO_2 は動脈血酸素含量 (式 5.1 参照) である。この式か
ら，CaO_2 増加 (酸素吸入による) は全身への酸素供給量を増加するだろ
うと予測されるが，同時に起こる心拍出量減少によりこの効果は減殺さ
れるか，消失するだろう。これは，**図 5.5** に示す[24]慢性閉塞性肺疾患
chronic obstructive pulmonary disease (COPD) 急性増悪を起こした 20
名の患者に酸素吸入したときの反応で示される。PaO_2 上昇に比例して
心拍出量減少が起こり，酸素運搬量は変化していないことに注意してほ
しい。この反応から，酸素吸入が全身の酸素消費にほとんど影響しない
か，まったく影響しないことを説明できるだろう[25]。このことは，
**PaO_2 あるいは SaO_2 のみのモニタリングでは酸素吸入への反応を判
断するには不十分である**ことも示している。

ここまでの結論

組織は低酸素環境 (第 3 章参照) にあり，(目的論的観点から言えば) これ
は酸化による組織損傷のリスクを制限するための優れた設計ということ

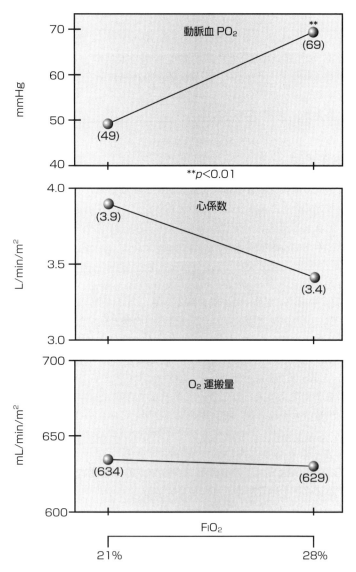

図 5.5　COPD の急性増悪患者における酸素吸入（FiO₂）の動脈血 PO₂，心拍出量（心係数），全身への酸素供給への影響。動脈血 PO₂ 上昇は，心拍出量が同時に減少するため，O₂ 運搬量の増加を伴わないことに注目。

ができる。酸素療法に対する血管収縮反応は，この利点を維持するのを
助ける保護的の機序として機能する。このような反応の存在は，組織にお
ける低酸素環境維持の重要性(そして，酸化傷害からの保護)の証拠であ
る。よりわかりやすく言うと，

> 組織には多くの酸素は存在しないが，組織はそれを維持しよう
> としている。

この考え方に従うならば，組織酸素化が十分なときに組織酸素供給を増
加させようという努力(現在は，酸素療法は一般的によく行われる治療
法であるが)は推奨されない。

まとめ

酸素療法を開始する伝統的閾値($SaO_2 < 90\%$)は約40年前に提案された
ものであり，実験結果から導き出されたものではなく，SaO_2が閾値未
満になれば組織低酸素が起こるだろうという仮定により定められたもの
である。その後，高度低酸素血症に関する研究は，好気的代謝はSaO_2
が酸素療法開始の閾値よりもはるかに低くなっても維持されることを示
してきた。これは，**酸素療法が，必要でないとき，**すなわち**組織の酸素
ニーズに基づかずに開始される**ことを意味している。

　酸素に対する血管収縮反応は，過剰な酸素にさらされることによる組
織を保護するメカニズムとしてとらえることができる。このような反応
の存在は，組織における低酸素環境は，酸化による組織損傷のリスクを
制限するという設計の利点であるという考え(第3章で提案)を支持する
ものである。

■文　献

1. Fulmer JD, Snider GL. ACCP–NHLBI National Conference on Oxygen Therapy. Chest 1984; 86:234-247.

2. Siemieniuk RAC, Chu DK, Kim LH-Y, et al. Oxygen therapy for acutely ill medical patients: a clinical practice guideline. BMJ 2018; 363:k4169.

3. Mower WR, Myers G, Nicklin EL, et. al. Pulse oximetry as a fifth vital sign in emergency geriatric assessment. Acad Emerg Med 1998; 5:858-869.

4. Jubran A, Tobin M. Reliability of pulse oximetry in titrating supplemental oxygen therapy in ventilator-dependent patients. Chest 1990; 97:1420-1435.

5. Cousins JL, Wark PAB, McDonald VM. Acute oxygen therapy: a review of prescribing and delivery practice. Int J COPD 2016; 11:1067-1075.

6. Helmerhorst HJF, Schultz MJ, van der Voort PHJ, et al. Self-reported attitudes versus actual practice of oxygen therapy by ICU physicians and nurses. Ann Intensive Care 2014; 4:23.

7. Morgan DJ, Dhruva SS, Coon ER, et al. 2017 update on medical overuse: a systematic review. JAMA Intern Med 2018; 178:110-115.

8. Messner R. Last taboo: Everest without oxygen. In: Free Spirit: A Climber's Life. Seattle, WA: The Mountaineers, 1998:205-212.『ラインホルト・メスナー自伝：自由なる魂を求めて』（ティビーエス・ブリタニカ，1992 年）

9. West JB, Lahiri S, Maret KH, et al. Barometric pressures at extreme altitude on Mount Everest: physiological significance. J Appl Physiol 1983; 54:1188-1194.

10. Sutton JR, Reeves JT, Wagner PD, et al. Operation Everest II: oxygen transport during exercise at extreme simulated altitude. J Appl Physiol 1988; 1309-1321.

11. Grocott MP, Nartin DS, Levett DZ, et al. Arterial blood gases and oxygen content in climbers on Mount Everest. N Engl J Med 2009; 360:140-149.

12. Eldrigge FE. Blood lactate and pyruvate in pulmonary insufficiency. N Engl J Med 1966; 274:878-883.

13. Lundt T, Koller M, Kofstad J. Severe hypoxemia without evidence of tissue hypoxia in the adult respiratory distress syndrome. Crit Care Med 1984; 12:75-76.

14. Campbell EJM. Oxygen therapy in diseases of the chest. Br J Dis Chest 1964; 58:149-157.

15. Lindbolm L, Tuma RF, Arfors K-E. Influence of oxygen on perfused capillary density and red cell velocity in rabbit skeletal muscle. Microvasc Res 1980; 19:197-208.

16. Tsai AG, Cabrales P, Winslow RM, Intaglietta M. Microvascular oxygen distribution in awake hamster window chamber model during hyperoxia. Am J Physiol Heart Circ Physiol 2003; 285:H1537-1545.

17. Landmesser U, Harrison D, Drexler H. Oxidant stress — a major cause of reduced endothelial nitric oxide availability in cardiovascular disease. Eur J Clin Pharmacol 2006; 62:13-19.

18. Mak S, Egri Z, Tanna G, et al. Vitamin C prevents hyperoxia-mediated vasoconstriction and impairment of endothelium-dependent vasodilation. Am J Physiol Heart Circ Physiol 2002; 282:H2414-2421.

19. Gao Z, Spik S, Momen A, et al. Vitamin C prevents hyperoxia-mediated coronary vasoconstriction and impairment of myocardial function in healthy subjects. Eur J

Appl Physiol 2012; 112:483–492.

20. Farquhar H, Weatherall M, Wijesinghe M, et al. Systematic review of studies of the effects of hyperoxia on coronary blood flow. Am Heart J 2009; 158:371–377.

21. Guensch DP, Fischer K, Yamaji K, et al. Effect of hyperoxia on myocardial oxygenation and function in patients with stable multivessel coronary artery disease. J Am Heart Assoc 2020; 9:e014739.

22. Khoshnood A. High time to omit oxygen therapy in ST elevation myocardial infarction. BMC Emerg Med 2018; 18:35.

23. Ibanez B, James S, Agewall S, et al. 2017 ESC Guidelines for the Management of Acute Myocardial Infarction in Patients Presenting With ST–segment Elevation: The Task Force for the Management of Acute Myocardial Infarction in Patients Presenting With ST–segment Elevation of the European Society of Cardiology (ESC) Eur Heart J 2018; 39:119–177.

24. DeGaute JP, Domengighetti G, Naeije R, et al. Oxygen delivery in acute exacerbation of chronic obstructive pulmonary disease. Effects of controlled oxygen therapy. Am Rev Respir Dis 1981; 124:26–30.

25. Lejeune P, Mols P, Naeije R, et al. Acute hemodynamic effects of controlled oxygen therapy in decompensated chronic obstructive pulmonary disease. Crit Care Med 1984; 12:1032–1035.

6

赤血球輸血は組織のニーズに
基づいているか？

「良心的な人は，血液を慎重に取り扱うだろう。」
エドマンド・バーク（1729〜1797）

米国赤十字のモットー "**血液は命を救う** Blood Saves Lives" は米国人
の精神（その正当性には疑問がもたれない）に刷り込まれている。その
モットーは，米国において1日に36,000単位と推定される赤血球輸血
に重要な役割を果たしている[1]。赤血球輸血に望まれる目標は，組織酸
素化の促進であるが，実際は，ヘモグロビン濃度とヘマトクリット値の
上昇である。しかし，この目標は**図6.1**に示すように体位を変えるこ
とによっても達成できる効果でもある。本章では，前章で酸素療法を
"用いるべきか，必要なものか" という観点から検証したのと同様の方
法で，赤血球輸血療法の現状を検証する。酸素療法と同様，非科学的な
治療法であるとたやすく証明されるだろう。

貧　血

赤血球輸血の約90％は，出血していない患者の貧血改善のために行わ
れる[2]。貧血は，循環している赤血球総量を反映する血液の酸素運搬能
力の低下と定義される。この赤血球量の測定は，クロムで標識した赤血

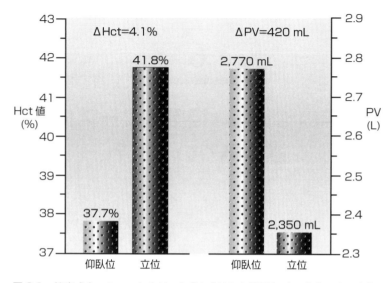

図 6.1　健康成人でのヘマトクリット(Hct)値と血漿量(PV)の体位による変化。
柱の上の数値は平均値を示す。文献 3 より。

球を用いるものであり，臨床的にはまれにしか実施されない。それより
も，ヘモグロビン(Hb)濃度とヘマトクリット(Hct)値が赤血球量の代替
測定法として用いられる。臨床上の貧血の標準的な定義は，成人男性に
おいて Hb 濃度が 13 g/dL 未満，成人の非妊娠中の女性において 12
g/dL 未満というものである。しかし，次に説明するように，これらの
定義は判断を誤らせる可能性がある。

ヘモグロビン濃度とヘマトクリット値

Hb 濃度と Hct 値が赤血球量の代替測定法として用いるにあたり，これ
らの値が血漿量に影響されるという重大な欠点がある。この影響は，**図
6.1** にみるように健康な成人では体位を変化させることで Hct 値と血
漿量が変化する[3]。仰臥位では，血漿量が増加し，Hct 値が低下してい

ることに注意してほしい。これらの変化は，体位により下方になった部分の血管圧の変化により説明される。すなわち，立位から仰臥位になると，重力効果の喪失により下肢の静水圧が低下するために，間質液が血管内に流入するためである。その結果として起こる血漿量増加により，赤血球量は変化しなくても，希釈性に Hct 値が低下する。**図 6.1** の Hct 値の変化（4.1 ％）は，約 1 単位の赤血球製剤に相当するため，仰臥位における Hct 値低下は，約 1 単位の血液喪失と誤って解釈され得る。

　血漿量増加による希釈効果は，貧血の存在とその程度を強調し，不適切な赤血球輸血につながり得る。細胞外液量（血漿量）増加を伴う状態には，心不全，腎不全，非血液性輸液剤の積極的な投与，集中治療室（ICU）における長期滞在などがある。ICU 患者においては，Hct 値と Hb 濃度は貧血の測定法としては信頼できないことが臨床研究[4,5)]で示されてきたにもかかわらず，ICU 患者では多くの赤血球輸血が行われているので，この事実は ICU 患者については強調しておく必要がある。

▍輸血トリガー

血漿量に影響されるにもかかわらず，Hb 濃度と Hct 値は赤血球輸血実施の容認された測定法となっている。以前は，赤血球輸血は，Hb 濃度が 10 g/dL 未満，あるいは Hct 値が 30 ％未満[6)]で行うことが推奨されていた。輸血閾値を Hb 濃度 7 g/dL（Hct 値 21 ％）にまで低下させても，たとえ重症患者や心血管疾患患者であっても，有害な結果はもたらされないことを輸液負荷を軽減させる研究[7,8)]が示すまで，60 年もの間，この“10-30 ルール”は**輸血トリガー**として容認されてきた。これらの研究の結果，ほとんどの患者において，推奨される輸血トリガーは Hb 濃度が 7 g/dL 未満あるいは Hct 値が 21 ％未満と引き下げられた。心血管疾患を合併した患者や，心臓手術患者では，やや高めの輸血トリガー（Hb 濃度 8 g/dL 未満，あるいは Hct 値 24 ％未満）が推奨されている[9,10)]。ただし，この推奨を支持するデータはほとんどない。

▶集団思考

Hb 濃度が 7 g/dL でも安全であることが証明されているにもかかわらず，臨床家は推奨される低い輸血トリガーの採用には前向きではない。米国の 59 施設の ICU における輸血療法に関するあるサーベイ[11]では，赤血球輸血の 73% は，ベースラインの Hb 濃度が 7 g/dL より高くても行われていた。さらに，多くの医療センターにおいて教育的指導が行われても輸血療法は改善されなかった。変化に対する受け入れへの躊躇は，大きな集団の伝統を尊重して，個人が誤った判断を下すという集団思考の表れである。臨床の領域には数多くの集団思考の例があるが，そうしたものの一つ（すなわち，酸素療法の実態）が本書執筆のきっかけになった。

▌高度貧血に対する耐性

ここで強調したいのは，推奨されている輸血閾値（すなわち，Hb 濃度 7 g/dL あるいは Hct 値 21%）は，嫌気的代謝が始まる閾値ではなく，単に臨床研究で用いられている最低の Hb 濃度や Hct 値であることを強調しておきたい。貧血が好気的代謝をどの時点で障害するかについて動物実験で研究されているが，そのうちの一つの研究の結果を**図 6.2** に示す[12]。このグラフは，進行する等容積性貧血（脱血し，非血液性輸液剤で補充する）を行った場合の影響について，動脈血酸素運搬量（DO_2），毛細管における Hb 不飽和度（%，酸素摂取率）と，酸素消費量（VO_2）という全身酸素化の三つの測定値を示したものである。これらの変数に対する進行性の貧血の影響は，以下の式から説明できる。

$$VO_2 = DO_2 \times 酸素摂取率 \qquad (6.1)$$

（この式における関係については第 2 章で述べ，**図 2.2** に示した。）**図 6.2** でわかるように，Hct 値の進行性の低下は，DO_2 の着実な減少を伴っている。しかし，酸素摂取率の着実な上昇も起きており，DO_2 と酸素摂取率の反対方向の変化により相殺され，VO_2 は一定に保たれる。Hct

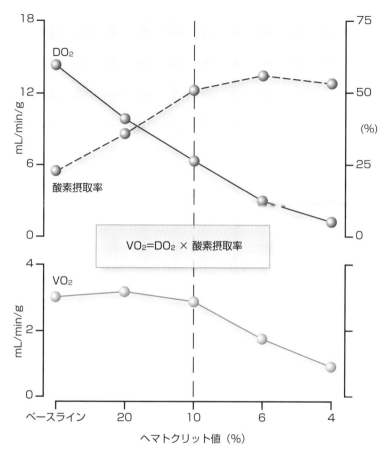

図 6.2　霊長類での等容積性貧血の酸素運搬量(DO₂)，酸素摂取率，酸素消費量(VO₂)への影響。中央の縦の破線は嫌気的代謝が始まる閾値を示す。データは文献 12 より。

値が 10% 未満になると，酸素摂取率は DO₂ 減少にそれ以上対応できなくなり，VO₂ が低下し始める(嫌気的代謝の開始を示す)。したがって**図 6.2** に示す研究結果は，Hct 値が 10% 未満(Hb 濃度が 3.5 g/dL 未満

に相当）に低下するまでは，貧血は好気的代謝を障害しないということがわかる。

　動物が無麻酔で空気吸入をしている研究など，進行性等容積性貧血に関する別の論文でも，**図 6.2** と同様の結果が示されている[13, 14]。健康成人における等容積性貧血に関する研究で，Hb 濃度 5 g/dL（Hct 値15％に相当）では好気的代謝は障害されないことは示されている[15]が，それ以上の高度な貧血に関してヒトでの研究はない。

▶エホバの証人

ヒトが貧血に耐える能力は，宗教的な理由から輸血を拒否するエホバの証人の患者における研究結果から知ることができる。（輸血拒否は聖書の［レビ記 17：12］において，神がモーゼに対し「あなたがたの誰も血を食べてはならない。あなたがたのうちにとどまっている寄留者も，決して血を食べてはならない」（聖書協会共同訳より）と命じた言葉に基づく。）通常では約半数の患者が輸血される心臓手術を受けた 322 人のエホバの証人を対象とした研究では，赤血球輸血を受けた患者に比べ，エホバの証人の術後合併症（心筋梗塞を含む）の発生率は低く，入院期間は短く，死亡率も低かった[16]。Hct 値や Hb 濃度は報告されていないが，この研究は，通常考えられているよりも高度の貧血にもヒトは耐えることを示している。**（注意：** この研究における赤血球輸血の予後に対する負の影響は，数多くの赤血球輸血の合併症で説明される。それに関しては本章の範囲を超えている。）

▶まとめ

ここまで述べてきた内容は，Hb 濃度と Hct 値が赤血球輸血のトリガーより低くなっても，好気的代謝は障害されないことを示している。これは，赤血球輸血が，Hb 濃度と Hct 値に基づいており，組織の酸素ニーズに基づいていないということである。高度貧血に耐える能力は，"貧血性ショック" が臨床的には存在しないことの説明である。

■よりよい輸血トリガー

赤血球輸血に関するガイドラインは，Hb 濃度と Hct 値ではなく，より
生理的な輸血トリガーの必要性を強調してきている[9]。その条件を満足
させるようにみえる計測値は，前述した酸素摂取率である（式 6.1 参
照）。貧血の初期の段階では酸素摂取率が着実に上昇し，酸素消費量を
一定に保つのを助けていることを**図 6.2** は示している。しかし，酸素
摂取率が 50％程度となると，進行した貧血に対する反応として，それ
以上は上昇できないこと，そして酸素消費量が減少する（嫌気的代謝の
開始）ことを示している。したがって，酸素摂取率 50％が組織酸素化障
害の閾値[17]と同定でき，適切な赤血球輸血のトリガーポイントとなるか
もしれない。

　酸素摂取率は，酸素運搬量と酸素消費量の比（VO_2/DO_2 は，通常％で
表される）から求められるが，以下の単純な式から近似することもでき
る。

$$酸素摂取率 = SaO_2 - SvO_2 \qquad (6.2)$$

SaO_2 と SvO_2 は，それぞれ動脈血と静脈血の酸素飽和度である。（全身
の SvO_2 を知るには，肺動脈血の測定値が最適だが，上大静脈血におけ
る測定でも代替可能である。）SaO_2 の正常値（98％）と，SvO_2 の正常値
（75％）から，正常の酸素摂取率は約 25％であることがわかる（第 2 章，
図 2.2 参照）。酸素摂取率が 50％に上昇すれば，SvO_2 は約 50％に低下
する。したがって（SaO_2 を 100％に近いと仮定すれば），SvO_2 50％を輸
血トリガーとして用いることができるかもしれない[17]。

　酸素摂取率と SvO_2 は，Hb 濃度や Hct 値よりも，より生理的な輸血
トリガーであることは明確であるようにみえるが，この指標を採用する
ことに対する関心は低い。この受け入れへの抵抗の考えられる理由の一
つは，上大静脈の血液サンプルを得るために中心静脈カテーテルが必要
なことである。より可能性が高いのは，伝統に対するゆるがない服従で
ある。

赤血球輸血に対する反応

ここまで，ほとんどの赤血球輸血が組織酸素化が障害されないときにも実施されていることを示した。したがって，ほとんどの赤血球輸血は，組織酸素化をそれ以上促進しない（それは代謝亢進を促進するであろう）と仮定することは的外れではない。とはいえ，赤血球輸血に関しての詳細は次に述べる。

▌血液粘性

血液には血流に抵抗するという生来の特徴がある。この特徴が**粘性**であり，流速変化に対する液体の抵抗と定義される[18]。これは，液体の"べたべたさ"とも表現される[19]。血液の粘性は，赤血球とフィブリノゲンの架橋結合（連銭形成からも明白である）の結果であり，赤血球濃度（Hct 値）が血液粘性の主たる決定要因である。Hct 値の血液粘性に対する影響を**表6.1**に示す[20]。血液粘性は，絶対値あるいは，相対値（水に対して）で表現されることに注意してほしい。血漿の粘性（Hct 値＝0%）

表6.1　ヘマトクリット値と血液粘性との関係

ヘマトクリット値(%)	相対値(水＝1)	絶対値(センチポアズ)
0	1.4	-
10	1.8	1.2
20	2.1	1.5
30	2.8	1.8
40	3.7	2.3
50	4.8	2.9
60	5.8	3.8

文献20より。

は水よりも少し高いだけであるが，Hct値が正常の45%である全血の粘性は，血漿の粘性の約3倍，水の約4倍である。赤血球は，赤血球液として貯蔵されており，そのHct値は約60%なので，非常に"べたべた"している。Hct値の血液粘性に対する影響は，赤血球輸血の血行動態への影響を決定する最も重要な因子である。

▶非ニュートン流体

液体の粘性は，流速に反比例して変化する[18]。これらの液体は**非ニュートン** Newtonian 流体と呼ばれるが，血液もその一つである。（別の例はケチャップである。最初は濃くて，注ごうにもゆっくりとしか流れ出ないが，いったん流れ出したら　薄くなり，より簡単に流れやすくなる。）血液の非ニュートン流体としての行動は，血管損傷に対する防御機構となる。すなわち，穴が開いた血管領域では血液の流れは遅くなり（例えば，血腫形成により外部から圧迫される），血液粘性は上昇し，さらに血流は遅くなるといった具合である。このことにより，穴が開いた血管からの血液喪失を少なくし，濃くなった血液は破れた血管を塞ぐのを助ける。しかし，この行動は，末梢血流において血液粘性の負の影響を大きくもする（以下参照）。

▶流量抵抗

粘性の末梢血流に対する影響はハーゲン・ポアイズユ Hagen-Poiseuille の式（以下に示す）により表現されるが，細い管を流れる流量の決定因子を同定する[21]。

$$Q = \Delta P \times (\pi r^4 / 8 \mu L) \tag{6.3}$$

この式によれば，細い管を流れる流量（Q）は管両端の圧較差（ΔP）と，管の半径（r）の4乗に正比例し，管の長さ（L）と，液体の粘性（μ）に反比例する。

　この式の最後の項は，抵抗（$1/R$）の逆数なので，流量抵抗は以下のように表現される。

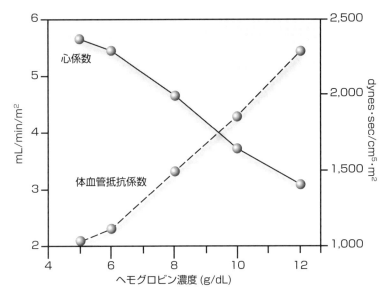

図 6.3　ヘモグロビン濃度を上げていった場合の健康成人での体血管抵抗係数と心係数への影響。データは文献 15 より。

$$R = 8\,\mu L / \pi\,r^4 \qquad\qquad (6.4)$$

したがって，流量に対する抵抗は血液粘性に直接関係し，その効果は 8 倍にもなる。

■ 心拍出量

健康成人において，Hb 濃度を徐々に増加させた際の体血管抵抗と心拍出量への影響を**図 6.3** に示した[15]。この場合，Hb 濃度が 2 倍(6 g/dL から 12 g/dL)になった場合，体血管抵抗は比例して増加し，心拍出量は約 50％減少する。この心拍出量の減少は次の式に示すように，赤血球輸血の酸素運搬量(DO_2)増加の能力を制限する。

$$DO_2 = CO \times (1.34 \times [Hb] \times SaO_2) \tag{6.5}$$

CO は心拍出量，カッコ内の変数は動脈血酸素含量の決定因子で，1.34 はヘモグロビンの酸素運搬能力，[Hb] は Hb 濃度，SaO_2 は動脈血酸素飽和度である。このように，赤血球輸血は Hb 濃度を上昇させるものの，心拍出量が減少するために，酸素運搬における効果は減殺されるか相殺される。

▶保護的対抗策

赤血球輸血の粘性への効果は，血流を減少させることで，組織の酸素への過剰な曝露と，酸化による細胞傷害を防ぐ対抗策とみることもできる。同様の目的をもつ別の対抗策は第 5 章で述べた酸素吸入に対する血管収縮反応である。

■ 組織酸素化

赤血球輸血の組織酸素化に対する影響を，組織酸素化の十分さを評価する指標として酸素消費量を用いて**図 6.4** に示した。このグラフのデータは，高度の等容積性貧血(Hb 濃度<7 g/dL)があり，Hb 濃度を 7 g/dL よりも高くするために輸血された術後患者からのものである。図に示したように，赤血球輸血により(平均)Hb 濃度は 6.1 g/dL から 8.0 g/dL(32％の増加)へと上昇したが，酸素消費量は変化しておらず，これらの患者では赤血球輸血が組織酸素化を促進しなかったことを示唆している。赤血球輸血前の酸素消費量は正常範囲内(右の縦軸に示す)であり，赤血球輸血が行われたときには組織酸素化は障害されていなかったことを示している。この状況において，赤血球輸血が組織酸素レベルをそれ以上増加させることは期待できない。

　図 6.4 に示した反応は，他のいくつかの研究(文献 22 の総説を参照)でも示されており，**好気的代謝が障害されていない場合には，赤血球輸血は組織酸素化を促進しない**ことを示している。ほとんどの赤血球輸血は好気的代謝が障害されていない場合に行われる(本章の最初の項で示

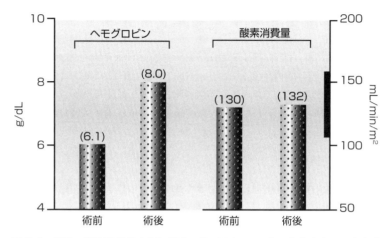

図6.4　高度の等容積性貧血(Hb 濃度＜7 g/dL)の 11 人の術後患者での赤血球輸血の Hb 濃度と酸素消費量への影響。酸素消費量の正常範囲は右の縦軸に示す。(　)内の数字は平均値。データは筆者の経験より。

したように)ため，ほとんどの赤血球輸血は組織酸素化を促進しないと結論できよう。これは，重症患者における赤血球輸血のプラクティスガイドライン[23]の次のような声明で支持される。

> 赤血球輸血は，重症患者において組織酸素化を改善する絶対的な方法と考えるべきではない。

▶ここまでの結論

赤血球輸血の組織酸素化の改善能力が限られていることは，本書で述べた次の考えと一致する(第 3 章参照)。

1. 組織の酸素欠乏は，酸化による細胞傷害のリスクを制限するために設計されたものである。
2. ヘモグロビンは体内の 98％の酸素を保持しているが，組織へ酸素を放出することには消極的であり，必要量のみを放出するだけである。このことは，酸素が乏しい組織環境を維持し，組織を酸化傷害から

保護することを助ける。

まとめ

本章では，貧血を是正するために現在行われている赤血球輸血の以下の
大きな欠陥を明らかにした。

1. Hb 濃度と Hct 値は血漿量に影響されるため貧血の評価(そして輸血
   トリガー)としては不十分である。血漿量は，赤血球輸血を受けるよ
   うな患者ではしばしば異常である。

2. “酸素摂取率” は，組織酸素化が危うくなったり，障害を受けている
   ときを発見することができるので，Hb 濃度あるいは Hct 値よりも
   優れた輸血トリーガである。しかし，ほとんど用いられていない。

3. 好気的代謝は，Hb 濃度が 3 g/dL 未満にまで低下するまで障害され
   ないにもかかわらず，赤血球輸血は Hb 濃度が 7 g/dL あるいは 8
   g/dL 未満になった際に行われるのが一般的である。このことは，
   赤血球輸血は通常，好気的代謝が障害されていないときに実施され
   ているということである。

4. 赤血球輸血による粘性上昇は，心拍出量を減少させ，赤血球輸血の
   酸素運搬量に対する影響を減殺する。このため，輸血に伴う Hb 濃
   度あるいは Hct 値の上昇は，かならずしも酸素運搬量を増加させな
   い。

5. 好気的代謝が障害されていないならば，赤血球輸血は組織酸素化を
   促進しない。ヘモグロビンが(組織のニーズがなければ)組織への酸
   素放出に消極的であることは，酸化による組織損傷のリスクを制限
   する保護的対応策である。

　一つ一つをみても，全体としてみても，これらの欠陥は，赤血球輸血
が組織の酸素ニーズに基づいたものではないということを確信させる
証拠となる。それどころか，赤血球輸血は，科学的価値をもつ何物にも
基づいていない。

■文　献

1. From the American Red Cross website (americanredcross.org), accessed on 2/15/2021.
2. Corwin HL, Gettinger A, Pearl R, et al. The CRIT study: anemia and blood transfusion in the critically ill-Current clinical practice in the United States. Crit Care Med 2004; 32:39-52.
3. Jacob G, Raj SR, Ketch T, et al. Postural pseudoanaemia: posture-dependent change in hematocrit. Mayo Clin Proc 2005; 80:611-614.
4. Jones JG, Holland BM, Wardrop CAJ. Total circulating red cells versus hematocrit as a primary descriptor of oxygen transport by the blood. Br J Hematol 1990;76:228-232.
5. Cordts PR, LaMorte WW, Fisher JB, et al. Poor predictive value of hematocrit and hemodynamic parameters for erythrocyte deficits after extensive elective vascular operations. Surg Gynecol Obstet 1992; 175:243-248.
6. Adam RC, Lundy JS. Anesthesia in cases of poor risk: Some suggestions for decreasing the risk. Surg Gynecol Obstet 1942: 74:1011-1101.
7. Hebert PC, Wells G, Blajchman MA, et al. A multicenter, randomized, controlled clinical trial of transfusion requirements in critical care. N Engl J Med 1999; 340:409-417.
8. Hebert PC, Yetisir E, Martin C, et al. Is a low transfusion threshold safe in critically ill patients with cardiovascular disease? Crit Care Med 2001; 29:227-234.
9. Carson JL, Guyatt G, Heddle NM, et al. Clinical practice guidelines from the AABB: Red blood cell transfusion threshold and storage. JAMA 2016; 316: 2025-2035.
10. Mueller M, van Remoortel H, Meybohm P, et al. Patient blood management: Recommendations from the 2018 Frankfurt Consensus Conference. JAMA 2019; 321:983-997.
11. Seitz KP, Sevransky JE, Martin GS, et al. Evaluation of RBC transfusion practice in adult ICUs and the effect of restrictive transfusion protocols on routine care. Crit Care Med 2017; 45:271-281.
12. Wilkerson DK, Rosen AL, Gould SA, et al. Oxygen extraction ratio: a valid indicator of myocardial metabolism in anemia. J Surg Res 1987;42:629-634.
13. Nielses VG, Baird MS, Brix AE, Matalon S. Extreme progressive isovolemic hemodilution with 5% albumin, PentaLyte, or Hextend does not cause hepatic ischemic or histologic injury in rabbits. Anesthesiol 1999; 90:1428-1440.
14. Wilkerson DK, Rosen AL, Sehgal LR, et al. Limits of cardiac compensation in anemic baboons. Surgery 1988; 103:665-670.
15. Weiskopf RB, Viele M, Feiner J, et al. Human cardiovascular and metabolic response to acute, severe, isovolemic anemia. JAMA 1998; 279:217-221.
16. Pattakos G, Koch CG, Brizzio ME, et al. Outcome of patients who refuse transfusion

after cardiac surgery. Arch Intern Med 2012; 172:1154–1160.

17. Vallet B, Robin E, Lebuffe G. Venous oxygen saturation as a transfusion trigger. Crit Care 2010; 14:213.

18. Baskurt OK, Meiselman HJ. Blood rheology and hemodynamics. Semin Thromb Hemost 2003; 29:435–450.

19. Vogel S. Life in Moving Fluids. Princeton: Princeton University Press, 1981: 11–24.

20. Documenta Geigy Scientific Tables. 7th ed. Basel: Documenta Geigy, 1966:557–558.

21. Chien S, Usami S, Skalak R. Blood flow in small tubes. In Renkin EM, Michel CC (eds). Handbook of Physiology. Section 2: The cardiovascular system. Volume IV. The microcirculation. Bethesda: American Physiological Society,1984:217–249.

22. Nielsen ND, Martin-Loeches I, Wentowski C. The effects of red blood cell transfusions on tissue oxygenation and the microcirculation in the intensive care unit: A systematic review. Transf Med Rev 2017; 31:205–222.

23. Napolitano LM, Kurek S, Luchette FA, et al. Clinical practice guideline: Red blood cell transfusion in adult trauma and critical care. Crit Care Med 2009; 37:3124–3157.

第11部
酸素は
いかに破壊的か？

7

酸化とは何か？

「私はあなたの中に火をおこし，あなたを焼き尽くさせた。…あなたを地上の灰にした。」

エゼキエル書 28：18(聖書協会共同訳)

なぜ食べ物を真空容器で貯蔵したり，なぜ食べ物を“新鮮さ”を保つためにラップでくるみ密閉容器に入れるか，考えたことがあるだろうか？そうする理由は，空気，もっと具体的に言えば，空気中の酸素に触れないようにするためである。それは，酸素が有機物の分解を促進するからである。酸素は，有機分子をつなぎとめている炭素結合を破壊する特別な能力をもっているため，分子の分解や変質を起こす。この分解によりエネルギーが放出されるが，分子が高エネルギー基質(有機燃料)であれば，放出されたエネルギーは，機械を動かし，生物を生かすことができる。有機物を破壊したり，生命維持のエネルギーを放出するという酸素の二重の働きは，酸素を**生と死**のどちらの源にもしている。酸素の破壊的な働きは，**酸化**として知られている化学反応の結果である。酸化は，好気的世界における酸素の役割の基礎となっている。

酸化の化学

フランスの卓越した科学者であるアントワーヌ・ラヴォアジエ Antoine

Lavoisier は，そのガスを分離した最初の人ではなかったが，"oxygene"
と命名することでガスの発見の名誉を与えられている。彼は，酸素を他
の反応物質に加えると酸化物を産生するという化学反応を説明するため
に"酸化 oxidation"という用語を用いた。酸素を除去するというその
反対の効果により酸化物を元の状態に戻すことを"還元 reduction"反
応と呼ぶ。酸化反応の化学は，次に述べるような酸素分子の電子配置に
基づく。

▌酸素分子

自然界の酸素あるいは基底状態は，二つの酸素原子が共有二重結合で結
ばれた2原子分子(O_2)である。16個の電子（それぞれの分子当たり8個）
が，**図 7.1** に示すように配置されている[1]。量子状態の原子では，電子
は**軌道**として知られるエネルギードメイン（**図 7.1** に示されるサーク
ル）に存在し，それぞれの軌道は反対方向にスピンする電子をペアとし
て受け入れる（矢印で示す）。核から離れるように運動する場合に，これ
らの軌道は，増加したエネルギーの中心側のシェルに配置される。電子
が与えられると，電子は，次のレベルに移動する前に，最初にエネル
ギーが最も低いシェル（最も核に近いシェル）を満たす。最も外側のシェ
ルは満たされていないので，酸素分子はすべての軌道を満たすのに4個
の電子を受け入れることができる。

▶スピン規制

酸素分子の中のペアにならない電子は，フリーラジカルの特徴である。
フリーラジカルは一つ，あるいは複数のペアになっていない電子をもつ
原子あるいは分子であり，独立した存在となり得る〔そこで free（自
由）という用語が用いられる〕[1]。フリーラジカルは，満たされない原子
軌道をもつため，高度の反応性に富む傾向にある。しかし，酸素分子は
フリーラジカルであるが，この行動様式に執着せず，反応性は緩慢であ
る。これは，酸素分子の最も外側の電子が同方向にスピンしていること
で説明できる。量子力学のルールの一つは，もし二つの電子が同方向に

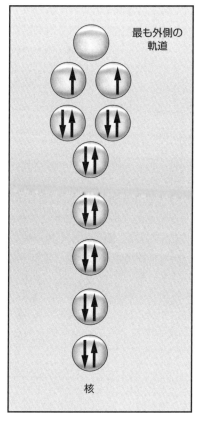

図 7.1　酸素分子（O_2）における電子の配置を示す電子軌道。サークルは原子軌道を，矢印はそれぞれの軌道を占める電子のスピンの方向を示す。最も外側の電子の配置は，酸素の反応性を規制する。詳細は本文参照。文献 1 より。

スピンしている場合は，二つの電子は同一軌道に存在しない，というものである。（これは，いたずら好きなオーストリアの物理学者であるヴォルフガング・パウリ Wolfgang Pauli にちなんで命名された，パウリの排他原理 exclusion principle である。）これは，酸素は電子のペアを受け取ることはできないことを意味している。これは，二つの同方向に

スピンする電子が同一軌道に存在するというのは量子力学的に不可能であるからである。その結果，酸素分子は，一つの酸化反応で，ただ一つの電子を受け取ることができ，**スピン規制**が酸素の反応性を制限している。また，これは第8章に述べるように，ミトコンドリアにおける酸素代謝に強い影響を与えている。

▌酸化還元反応

酸素を含む化学反応は，電子の酸素分子への移動(外側の原子軌道を満たすための)により特徴づけられる。ドナー分子の電子の喪失は，**酸化**として知られ(ラヴォアジエの定義に取って代わった)，これは，水素イオンあるいは“脱水素”を伴う。逆に，酸素による電子の獲得(あるいは，電子を受け取る化学種)は，**還元**として知られる。酸化は常に還元を伴うので，全体の反応は**酸化還元反応**として知られている。

　有機分子の酸化により，分子間をつないでいる炭素結合から電子が失われる。これは，炭素結合を裂き，その結果，基質の完全な分解が起こり得る(完全酸化)か，分子の特定部位が分裂する(部分的酸化)。どちらの酸化反応も，次に説明するように，それぞれ異なった結果をもたらす。

▶完全酸化

完全酸化反応により有機物質の完全な分解が起こる。よく知られた反応に，好気的代謝のときに起こるブドウ糖($C_6H_{12}O_6$)の酸化的分解がある。

$$C_6H_{12}O_6 + 6\,O_2 \longrightarrow 6\,CO_2 + 6\,H_2O \tag{7.1}$$

これらの反応は，非常に破壊的であるが，状態がよければエネルギー源になり得る(次を参照)。

▶部分酸化

部分酸化は基質分子の特定の部位やセグメントを変化させるが，その変化はしばしば有害である。このタイプの反応には，酸素ヘモグロビン

（ヘム-Fe^{2+}-O_2）の酸化によるメトヘモグロビン（ヘム-Fe^{3+}）の生成がある。

$$（ヘム\text{-}Fe^{2+}\text{-}O_2） - e^- \longrightarrow （ヘム\text{-}Fe^{3+}） + O_2^{\bullet} \tag{7.2}$$

ヘモグロビン中の鉄は，ヘム部分に存在し，二価鉄（Fe^{2+}）の状態にあり，酸素と結合する。ヘモグロビンが酸化されると，二価鉄から電子が除去され，三価鉄（Fe^{3+}）に変換されるが，これは酸素と結合することができない。さらに，放出された電子は，放出された酸素と反応し，**スーパーオキシドラジカル**（$O_2^{\bullet}$）を産生し，いくつかの有害効果を起こし得る（第8章参照）。このように，酸化反応は，血流の酸素運搬能力を喪失させるだけでなく，細胞毒を産生させる。部分酸化反応は，細胞膜の完璧な機能の喪失や，DNAとRNA分子鎖の破壊，細胞タンパク質の分解など，さまざまな酸化による細胞傷害を起こす。これらの反応については第8章で述べる。

エネルギー源としての酸化

私たちの生命のエネルギーは太陽からもたらされるが，このエネルギーがどのようにして私たちが使えるものになるかを**図7.2**に示した。

▌光合成

この惑星にエネルギーを供給する第一のステップは光合成であり，太陽光からの放射エネルギーをとらえ，炭水化物分子に蓄えられる化学的エネルギーに変換する。炭水化物分子（基本的化学式はCH_2O）を作り上げるには，炭素，水素，そして酸素の供給源が必要であり，水素に関しては炭素や酸素の2倍の量が必要である。必要な水素を得るために，光合成では太陽光のエネルギーを利用して水分子（H_2O）を分解し，その副産物の一つである酸素を大気中に放出する。炭素と酸素の原子は大気中の二酸化炭素から供給される。（光合成のメカニズムは複雑であり，本章

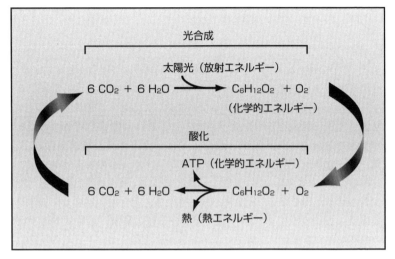

図 7.2　生きているすべての有機体のエネルギーサイクル。光合成では，太陽光の放射エネルギーをとらえ化学的エネルギーに変換，酸化では，化学的エネルギーを放出し，それを生命活動に用いている。

の範囲を超えている。）光合成の全体の反応を**図 7.2** に示すが，炭水化物としてブドウ糖が使用される。〔光合成は，単糖類を産生するが，六単糖(ブドウ糖)が最も一般的な最終産物である。〕光合成は，有機世界にエネルギーを与えるだけでなく，酸素を産生することにより，このエネルギーにアクセスする方法も提供する。

▊ 燃焼反応

炭水化物分子(そして，すべての有機分子)から得られるエネルギーは，分子をつなぐ炭素結合に貯蔵され，酸素(酸化)はこれらの炭素結合を破壊しエネルギーを放出させるというユニークな能力をもっている。酸化により放出されたエネルギーは，化学的エネルギーから，熱エネルギーや熱に変換される。この熱の産生，あるいは**発熱性**の反応は，**燃焼反応**

と呼ばれる。この反応が完成すると，有機基質を二酸化炭素と水に分解し，**図7.2** に示すようなエネルギーサイクルが継続する。

　燃焼反応から得られるエネルギー量は，反応速度に依存する。つまり，速度の速い反応は，より完全な酸化を起こし，エネルギー産生量も多くなる。酸素は比較的緩徐なオキシダント(酸化体)であり(その理由は，前述した電子スピンの規制である)，エネルギー産生量を効率的に得るには促進剤が必要である。燃焼反応には温度感受性があり，高温は機械的エンジンにおけるこれらの反応を促進するために用いられる。酸化的代謝の主たる促進剤は，オキシダーゼ(酸化酵素)と，デヒドロゲナーゼである。

▶有機燃料

炭素結合の強さは均一ではなく(例えば，二重結合は一重結合よりも強い)，強い結合は破壊されたときに，より多くのエネルギーを放出する。高エネルギー結合をもつ有機分子は，**有機燃料**となる。(燃料は，酸化されたときに熱を発生する物質と定義されるが，ここでいう燃料とは，有用な熱を産生する物質を意味する。)主な有機燃料には以下のようなものがある。

1. **化石燃料**は，何世紀ものあいだ埋蔵されるうちに分解された有機物質から得られたものである。これらの燃料には，石油製品(ガソリンや軽油など)，石炭，天然ガスなどが含まれる。全化石燃料は米国における 80％のエネルギーを占めている[2]。

2. **栄養燃料**には，炭水化物，タンパク質と脂質が含まれる。これは，伝統的な有機燃料には含まれていないが，好気的生命体の唯一のエネルギー源である。

3. **バイオ燃料**は，腐敗していない有機物質から得られる再生可能な燃料である。エタノールは昔から用いられ，そして最も広く用いられているバイオ燃料である。

4. **材木**は，米国におけるエネルギー使用のたった 2％程度を占める低炭素系燃料である[2]。

　主な有機燃料のエネルギー含量を**表7.1** に示す。脂質はすべての有

表 7.1 有機燃料の酸化によるエネルギー産生量

有機燃料	エネルギー産生量*	
天然ガス	54 kJ/g	12.9 kcal/g
ガソリン	48 kJ/g	11.5 kcal/g
脂質	38 kJ/g	9.1 kcal/g
石炭	34 kJ/g	8.1 kcal/g
エタノール	30 kJ/g	7.2 kcal/g
木炭	23 kJ/g	5.5 kcal/g
材木	20 kJ/g	4.8 kcal/g
タンパク質	17 kJ/g	4.0 kcal/g
炭水化物	16 kJ/g	3.7 kcal/g

*kJ：キロジュール，kcal：キロカロリー。変換：kJ/g×0.239＝kcal/g，kcal/g× 4.2＝kJ/g。Transportation Energy Data Book（https://tedb.ornl.gov）より（Accessed 2/28/2021）。

機燃料の中で 3 番目にエネルギー含量が多く，ガソリンより 2.4 kcal/g 少ないにすぎない。ルドルフ・ディーゼル Rudolph Diesel がピーナッツオイルを自分が設計した初期のエンジンに用いて以来，植物油はディーゼルエンジンの代替燃料であり[3]，今日では植物油はバイオ燃料として用いられている。脂質は人体におけるエネルギーの主たる貯蔵場所でもある。標準的な体型の成人であれば，約 165,000 kcal のエネルギー備蓄がある。その内訳は，脂肪組織が 141,000 kcal（85％），筋肉のタンパク質が 24,000 kcal（14.5％），グリコーゲンが 900 kcal（0.5％）である[4]。

▶二酸化炭素

すべての燃焼反応は二酸化炭素を産生するので問題が生じ得る。人体における二酸化炭素除去の重要性については，第 1 章と第 2 章で強調したが，大気中における二酸化炭素蓄積の結果は，近年の重大な懸念事項となっている。米国においては，大気中の二酸化炭素濃度の上昇は，化石

燃料の燃焼によるものが人が関与する二酸化炭素排出量の 93％を占め，そのうちの 50％は石油製品からのものである[5]。オクタン（ガソリンの主たる成分）とメタン（天然ガスの主たる成分）との燃焼反応の比較は興味深い。オクタンは，8 個の炭素分子骨格（C_8H_{18}）をもつ炭化水素であり，燃焼反応は以下のようになる。

$$2\,C_8H_{18} + 25\,O_2 \longrightarrow 16\,CO_2 + 18\,H_2O \tag{7.3}$$

メタンは最も小さい炭化水素であり，1 分子の炭素（CH_4）を含んでおり，燃焼反応は以下のようになる。

$$CH_4 + 2\,O_2 \longrightarrow CO_2 + 2\,H_2O \tag{7.4}$$

　天然ガスの燃焼で産生される二酸化炭素は，石油製品の燃焼よりもずっと少なく，天然ガスは，有機燃料の中で最も多いエネルギーを含有する。したがって，天然ガスへの移行は，大気中の二酸化炭素増加を緩徐にしてくれる。とはいえ，大気中の二酸化炭素問題の真の解決は，化石燃料からの完全なる離脱である。

■好気的代謝

好気的代謝と燃焼の類似性を最初に認識したのはアントワーヌ・ラヴォアジエであり，次のように述べている。

> 「呼吸は，このように燃焼のプロセスであり，実際は，非常に緩やかではあるが，石炭の燃焼とまったく同じである。」[6]

　表 7.2 に示す比較は，好気的代謝が本質的には自動車のエンジンの生化学バージョンであることを示している。どちらも，有機燃料を酸素と混合させ，エネルギー産生量を最適化するために加速技術を用いている。どちらも，最終産物として熱と二酸化炭素を産生する。最後に，どちらのエンジンも，熱エネルギーを仕事に変える変換メカニズムである。しかし，エネルギー効率が低く，どちらもこの変換をうまくやれているとは言えない。

表 7.2　内燃機関

	自動車のエンジン	好気的代謝
エンジンのタイプ	機械的	生化学的
燃料のタイプ	化石燃料	栄養燃料
点火装置	スパーク	常にオン
促進剤	高温，高 O_2	酵素
エネルギーの放出	熱	熱
トランスデューサ	ピストン	ATP
主な廃棄物	CO_2	CO_2
エネルギー効率	20%	35%

▶エネルギー利用

エネルギー効率は，利用できるエネルギーが仕事をするのに用いられる割合の測定である。ガソリンエンジンのエネルギー効率は非常に低く（平均で約 20%），F1 のレーシングカーでさえ，エネルギー効率を 40% より高くすることはできない。同様の制限は好気的代謝にも当てはまる。エネルギー効率は**表 7.2** に示すように，*ex vivo* でブドウ糖の酸化により産生される ATP 分子のもつエネルギーと比較すると，35% にすぎない。これは，次のようなステップに示される。

1. 有機燃料の酸化から得られるエネルギー（"燃焼熱" と呼ばれる）は，"爆弾熱量計 bomb calorimeter" と呼ばれる密閉された容器の中でコントロールされた状態で測定される。ブドウ糖をこのようにして酸化した場合，燃焼熱は 673 kcal/mol となる[7]。ブドウ糖 1 モルは 180 g なので，673 kcal/mol は 3.7 kcal/g に相当する。炭水化物から得られるエネルギーを**表 7.1** に示す。

2. ブドウ糖代謝により 32 個の ATP 分子が産生される。ATP 1 分子の加水分解により生産されるエネルギーは 7.3 kcal/mol となる[8]ので，ブドウ糖代謝により産生される使用可能なエネルギーは 7.3×32 ＝ 234 kcal/mol となる。

3. したがって，ブドウ糖代謝によるエネルギー効率は234/673×100＝35％ということになる。

　からだの内外で起きているエネルギー利用の非効率性は，有機物の酸化による分解が，使用できるエネルギー産生量には過剰であることを示唆している。これは，次の項の酸化の破壊的性質に光を当てる。

酸化的破壊

酸化は，以下のような条件がそろったときに利用可能なエネルギーを産生する。すなわち，完全に酸化されるエネルギー豊富な基質が存在すること，反応が促進されること(例えば，酵素によって)，そして，熱エネルギーをより仕事をしやすいもの(例えば，ATP産生)に変換する転換システムが存在することである。しかし，ほとんどの酸化反応は利用可能なエネルギーを放出するのに必要な条件はそろっていないが，有機物を傷害したり破壊するのである。この項ではこれらの反応に焦点を当てる。

■自動酸化

自発的に起こる酸化反応 auto-oxidations は，通常はより短く**自動酸化** autoxidation と呼ばれる[9]。これらの反応は，常温で大気中の酸素にさらされることにより起こる。その例として，食物や料理油の分解や，動物や人の死骸の腐敗，ゴムやプラスチックポリマー(重合体，例えばナイロン)の変質などがある。これら酸化物質のゆっくりとした分解反応の主たる結果である熱産生は微々たるものである。自動酸化は，緩徐ではあるが，情け容赦のない破壊への行進であり，そこに基質が存在するかぎり継続する。

▍脂質の酸化

食物や植物油中の脂質は，私たちの細胞膜の脂質と同様に酸化されやすい。

▶食物中の脂質

食物中の脂質の酸化は，多価不飽和脂肪酸 polyunsaturated fatty acids (PUFAs)でたやすく起こる。これらの脂質は，単結合よりも水素との結合が少ない炭素-炭素二重結合を多くもつために，酸化で分裂されやすい(特徴的な性質)[7]。("不飽和"という用語の意味は，炭素-炭素二重結合では単結合よりも少ない水素と結合するため，二重結合をもつ脂肪分子において水素含量が少ないためである。"多価不飽和"は複数の二重結合が存在することを示している。)多価不飽和脂肪酸は必須脂肪酸であり，食物中から取り入れる必要がある。主たる食物は，魚や魚油，ナッツ，植物油などである[10]。これらの脂肪の酸化により，不快なにおいや腐敗した味となり**酸敗**と呼ばれる[10, 11]。酸化された多価不飽和脂肪酸を摂取した場合には，毒性がある可能性がある[12]が，酸敗した食物の不快臭と嫌な味により摂取を思いとどまらせる。その結果，食物中の脂質の酸化は，病理学的な影響はほとんどないか，まったくなく，食物を廃棄させるだけである。しかし，私たちの細胞膜の酸化は，病的なものの原因となり，次に述べるように，生命に危機を及ぼす損傷の原因となり得る。

▶膜脂質

細胞膜の内側は多価不飽和脂肪酸を豊富に含んでいるが，多価不飽和脂肪酸はその融点が低いため，細胞膜の流動性を維持するために必須である。膜脂質の酸化については，次章で詳細に述べるので，ここでは要点だけを述べる。細胞膜の多価不飽和脂肪酸の酸化は，活性酸素種あるいは遊離鉄により引き起こされ，酸化は細胞膜に沿って自己再生あるいは連鎖反応により継続する[13]。多価不飽和脂肪酸が酸化されると，その流動性を失い，細胞膜は硬くなり透過性が増す。細胞膜の選択的輸送機能

は失われ，細胞死への前兆となる。この過程における傷害は細胞膜に存在する α-トコフェロール（ビタミンE）により縮小され，連鎖反応の伝播は遮断される（ビタミンEの詳細については第12章参照）。

▶乾性油

多価不飽和脂肪酸を豊富に含む油は，融点が低く流動性がある（つまり，塗りやすい）ため，ペンキや染料，ラッカーなどに加えられるが，空気に触れることにより多価不飽和脂肪酸は酸化され流動性が減少する（つまり，速乾性となる）。これらの油は**乾性油**と呼ばれ，よく知られているものは亜麻仁油（亜麻種油とも呼ばれる）である。

　乾性油の問題は，**自然発火**のリスクがあることである。亜麻仁油に浸したぼろきれが，密閉空間に放置されると自然発火が起こり得る。ペンシルバニア州フィラデルフィアで38階建てのビル火災を起こし，3人の消防士が死亡したという例が報告されている[14]。このような火事は，油に浸された布の酸化により生じた熱が，くしゃくしゃになった布の小さなスペースの温度の急上昇を招き，ついには発火したことによる[15]。この現象はまれなことだが，酸化の破壊力を示している。

■酸素ホロコースト

地球が誕生した約46億年前の初期の大気は火山噴火の産物，主として水蒸気と二酸化炭素，硫化ガスから構成されていた。シアノバクテリアという光合成を行う微生物の繁殖のおかげで約25億年前から大気の酸素化が始まった。大気中の酸素濃度は，最初は現在の約半分（0.1気圧あるいは10％）まで上昇したが，5万年前までその濃度にとどまっていた。その後に大気中酸素濃度の第二の急上昇があり，現在の濃度（0.21気圧あるいは21％）に達した[16]。

　大気中の酸素濃度上昇は，**大酸素化イベント** Great Oxidation Event[17]として知られているが，**酸素ホロコースト** Oxygen Holocaust とも呼ばれている[18]。後者は，大気中の酸素濃度の上昇は，存在する生命体に対して広く酸化傷害を与えたという理論に基づくものであり，

"抗酸化保護" 手段を発達させた生物（生命体）だけが生き残り，酸素化された大気の中で進化することができた。このシナリオに従えば，**この惑星において生命は，酸素があるというだけではなく，酸素の破壊的効果に対して保護的能力をもつことができたために生きることが可能になっている。**

▶酸化ストレス

酸素ホロコーストの記述は，酸化的破壊のポテンシャルは，酸素への曝露の強さと，その曝露に対する保護能力のバランスにより決定されるという理論に基づいている。*in vivo* における酸素の脅威は，**活性酸素種** reactive oxygen species（ROS）として知られる反応性酸素誘導体と，ROS の傷害効果に対する**抗酸化物質**として知られるさまざまな化学物質群による保護効果と供給のバランスで決定される。**酸化ストレス**は，ROS の産生が抗酸化物質の保護能力を超えたときに起こる。このコンセプトは，酸化細胞傷害の病態生理に関する私たちの理解に基づいている。（ROS の作用は第 8 章で述べる。抗酸化物質の保護効果は第 12 章で述べる。）

▶未熟性

酸素ホロコーストのシナリオは，抗酸化防御機構が完全に発達する前に大気中の酸素に曝露される未熟児とほとんど同じことである。胎児の肺は液体で満たされているため，胎児肺の酸素への曝露は無視できるほど小さい（第 3 章で述べたように，酸素は容易には水のような液体には溶解しない）。発達中の肺では抗酸化物質活性も相応に低く，妊娠の末期になりようやく出現する[19]。出生の瞬間に，肺は空気で満たされ，突然 100 mmHg の酸素分圧（PO_2）にさらされる（もし，酸素投与されていれば，さらに高い PO_2 にさらされることになる）。未熟児（抗酸化保護も未熟）では，酸化ストレスが生じる。酸素曝露への保護がないことは，慢性的な呼吸障害をしばしば起こす気管支肺胞異形成症[20]などの病的状態に関係する。それほど確かではないが，酸化ストレスは，**新生児呼吸促迫症候群**における肺の炎症にも関与しているかもしれない[21]。

表7.3　酸化による主な細胞傷害

	傷害	有害事象
細胞膜	・連鎖反応として伝播する 　多価不飽和脂肪酸の酸化	・膜の流動性の喪失 ・膜の透過性亢進 ・細胞の浸透圧の破壊
核酸	・ヌクレオチド塩基の修飾 ・鉄の分解 ・テロメアの短縮	・細胞の老化 ・アポトーシス ・遺伝子の変異
タンパク質	・アミノ酸の分解 ・連鎖反応として伝播する 　ポリペプチドの破壊	・酵素の機能障害 ・細胞シグナルの変化 ・膜輸送の障害

　未熟児の酸素曝露は，網膜血管の発達障害が特徴的で，網膜剥離や視覚喪失を起こし得る**未熟児網膜症**の原因でもある[22]。酸素の賢明な使用により，未熟児網膜症の発生頻度は低下した。

酸化による細胞傷害

部分酸化反応は，すべての細胞構成要素の機能的完全さを脅かし，**表7.3**に示すようなあらゆる細胞傷害と，有害な結果を引き起こす。酸化傷害は，炎症が重大な役割を果たす多数の疾患に関係してる。このことは，このトピックに関する年間3万編以上の研究論文からもわかる[23]。酸化細胞傷害については，次章で詳しく述べる。

腐　食

酸化は，無機世界における破壊の際立つ原因であり，これについて簡単に触れておくのがよいだろう。この破壊のよく知られている例が，鉄や鋼鉄の腐食である。鉄は容易に酸化され酸化鉄となる。水の存在下にこ

の反応が起こると，水化酸化鉄 hydrated iron oxide（Fe_2O_3-H_2O），つまり**錆**が生じる。腐食抵抗性の金属には，金や銀，プラチナなどがあり，これらがなぜより高く価値あるものとされるかは，これらの金属の永続性で説明できるだろう。

　腐食は，大惨事となる橋の崩落（2000 年から世界の 100 か所以上で起きている）の原因であり，高層ビルやスタジアム，ガスや石油のパイプライン，あらゆる種類の輸送路における構造的保全に対する常なる脅威となっている。腐食問題の規模は，腐食との戦いに要するコストで示され，**米国では 4,370 億ドルと見積もられている**[24]。これは，他の自然災害すべてに対するコストを上回る。

まとめ

有機世界で使用できるエネルギーは，有機分子をつなぐ炭素結合に貯蔵されており，酸化はこれらの結合を破壊し，蓄積したエネルギーを放出させるユニークな能力をもつ。有機燃料の酸化により，日常生活に要する約 85％のエネルギーが供給されるが，これは，好気的生命を維持する唯一のエネルギー源である。しかし，これには犠牲が伴う。酸化は，エネルギーを供給する有機基質を破壊するからである（冒頭の引用が示している）。

　酸化反応は，特定の条件が満たされたとき（例えば，基質がエネルギーを豊富に含む燃料であること）のみに，消費可能なエネルギーを産生する。しかし，これらの状況は，酸化反応が起こるほとんどの場合には存在せず，これらの反応は，ただ有機物質を傷害したり，破壊するだけである。

■文　献

1. Halliwell B, Gutteridge JMC. Free Radicals in Biology and Medicine. 5th ed, Oxford: Oxford University Press, 2015:1-29.

2. U.S. Energy Information Administration, Monthly Energy Review, April 2020.（Available at www.eia.gov. Accessed 3/19/2021）.

3. Diesel R. Introduction. In: Chalkey AP. Diesel Engines for Land and Marine Work. New York: D. van Norstrand Co, 1912:1-8.（Available on Google Books, accessed 12/5/2021）.

4. Cahill GF, Jr. Starvation in man. N Engl J Med 1970; 282:668-675.

5. U.S. Energy Information Association. www.eia.gov. Accessed 3/21/2021.

6. Lavoisier A. Memoir on heat. In Fulton JF, Wilson LG, eds. Selected Readings in the History of Physiology. 2nd ed, Springfield: Charles C Thomas, 1966:137.

7. Lehninger AL. Bioenergetics. New York, W.A. Benjamin, Inc, 1965:15.

8. Alberts B, Johnson A, Lewis J, et al., eds. Molecular Biology of the Cell, 6th ed, New York: Garland Science, 2015:774-776.

9. Walling C. Autoxidation. In Foote CS, Valentine JS, Greenberg A, Liebman JF（eds）. Active Oxygen in Chemistry. New York: Blackie Academic and Professional, 1995:24-65.

10. Halliwell B, Gutteridge JMC. Free Radicals in Biology and Medicine. 5th ed, Oxford: Oxford University Press, 2015:199-283.

11. Haman N, Romano A, Asaduzzaman M, et al. A microcalorimetry study on the oxidation of linoleic acid and the control of rancidity. Talanta 2017; 164:407-412.

12. Meydani SN, Dinarello CA. Influence of dietary fatty acids on cytokine production and its clinical implications. Nutr Clin Pract 1993; 8:65-72.

13. Shahidi F, Zhong Y. Lipid oxidation and improving the oxidative stability. Chem Soc Rev 2010; 39:4067-4079.

14. Routely JG, Jennings C, Chubb M. Highrise Office Building Fire, One Meridian Plaza, Philadelphia, Pennsylvania. U.S. Fire Administration/Technical Report Series, USFA-TR-049. Emmitsburg, MD: U.S. Fire Administration, February, 1991.

15. Abraham CJ. A solution to spontaneous combustion in linseed oil formulations. Polymer Degrad Stab 1996; 54:157-166.

16. Holland HD. The oxygenation of the atmosphere and oceans. Phil Trans R Soc B, 2006; 361:903-915.

17. Sessions AL, Doughty DM, Welander PV, et al. The continuing puzzle of the Great Oxidation Event. Curr Biol 2009; 19:R567-R574.

18. Margulis L, Sagan D. The oxygen holocaust. In: Microcosmos-Four Billion Years of Microbial Evolution. Berkeley: University of California Press, 1986:99-114.

19. Frank, L, Sosenko IRS. Development of lung antioxidant enzyme system in late gestation: Possible implications for the prematurely born infant. J Pediatr1987; 110:9-14.

20. Principi N, Di Pietro GM, Esposito S. Bronchopulmonary dysplasia: clinical aspects and preventive and therapeutic strategies. J Transl Med 2018; 16:36.

21. Brus F, van Oeveren W, Okken A, Oetomo SB. Number and activation of circulating polymorphonuclear leukocytes and platelets are associated with disease severity in

neonatal respiratory distress syndrome. Pediatr 1997; 99:672–680.

22. Kim SJ, Port AD, Swan R, et al. Retinopathy of prematurity: A review of risk factors and their clinical significance. Surv Ophthalmol 2018; 63:6180637.

23. Sies H. Oxidative stress: eustress and distress in redox homeostasis. In Fink G, ed. Stress: physiology, Biochemistry, and Pathology. Handbook of Stress Series, vol. 3. London: Academic Press, 2019:153–163.

24. Waldman J. Rust. The Longest War. New York: Simon&Schuster, 2016:7.

8

活性酸素種とは何か？

「生化学海に生息するホオジロザメは，
短命だが貪欲な物質で，組織の酸化と傷害を起こす。」
ロイ・ウォルフォール，MD[A)]

酸素が有機分子を破壊する本来の傾向は，酸素よりも反応性が高い誘導体，つまり**活性酸素種** reactive oxygen species が形成されることにより，好気的細胞では促進される。これは，冒頭の引用にある "生化学海に生息するホオジロザメ" であり，これらの促進されたオキシダント（酸化体）の破壊能力を際立たせるものである。本章では，活性酸素種の起源と化学的特徴，および酸化による細胞損傷のこれまでとは違うメカニズムについて記載する。

酸素代謝

酸素は栄養燃料の代謝的酸化には直接関与していない。その代わりに，酸化は，デヒドロゲナーゼ群により行われ，放出された電子は，"電子キャリアー"〔例えば，ニコチンアミドアデニンジヌクレオチド（NAD と NADP）〕に拾われ，ミトコンドリアの内膜に運ばれる。電子は四つのタンパク質複合体（**電子伝達系**）を含む一連の酸化還元反応を経て，ミトコンドリア内膜へともに移動する水素イオンにより，高エネルギーリ

ン酸化合物〔アデノシン三リン酸（ATP）〕を産生する。酸素は，電子伝達系の末端に位置し（シトクロム c 複合体内に存在），"使用された"電子は，酸素を水に還元するのに用いられる（**図 4.1** 参照）。つまり，

$$O_2 + 4\,e^- + 4\,H^+ \longrightarrow 2\,H_2O \tag{8.1}$$

この反応は，電子の蓄積を防ぎ，電子伝達系を機能し続けさせる（そして，ATP 産生を継続させる）"電子貯蔵庫" として働く。

　酸素を水に還元するのに必要な四つの電子は，前章で述べた電子スピン規制があるために，1 回の反応では追加することはできない。その結果，四つの単一-電子還元反応が，酸素から水への還元に必要になる。これは**図 8.1** に示す[1]。この反応では三つの代謝的中間産物が産生される。すなわち，スーパーオキシドラジカル，過酸化水素，そしてヒドロキシルラジカルである。これらの代謝産物は親分子である酸素よりも反応性が高く，"活性酸素種" と呼ばれ，ROS と略称される。酸素代謝物は，ROS だけではない。より詳細なリストは**表 8.1** に示した。

スーパーオキシドラジカル

酸素分子に一つの電子が加わることにより，不対電子一つが残る**スーパーオキシドラジカル**が産生される（**図 8.2**）。

$$O_2 + e^- \longrightarrow O_2^{\bullet} \tag{8.2}$$

（上付きのドットは，**フリーラジカル**を示すものであり，独立して存在できるその外側の軌道に一つあるいは複数の不対電子をもつ分子あるいは原子と定義される）。スーパーオキシドラジカルは，強力なオキシダントではないが（そのため，"スーパーオキシド" という名にはそぐわないようであるが），これは，二次的反応により（例えば，以下に述べるような一酸化窒素との反応で），細胞傷害を起こし得る。スーパーオキシドラジカルは，炎症性の痛みの主たる原因であり[2]，炎症性組織傷害の原因でもあると推測される。

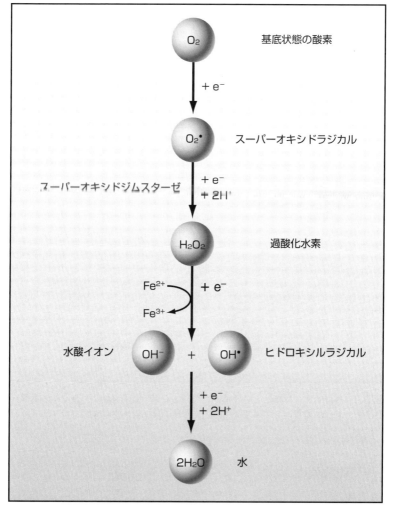

図 8.1　ミトコンドリアの電子伝達系の終端で行われる酸素から水への還元のための反応の連鎖。フリーラジカルは上付きのドットで示す。詳細は本文参照。

表8.1　活性酸素種(ROS)

フリーラジカル	非フリーラジカル
アルコキシルラジカル（LO•）	過酸化水素（H_2O_2）
ヒドロキシルラジカル（HO•）	次亜塩素酸（HOCl）
ペルオキシルラジカル（LOO•）	脂質ヒドロペルオキシド（LOOH）
スーパーオキシドラジカル（O_2•）	一重項酸素（$^1O_2$）

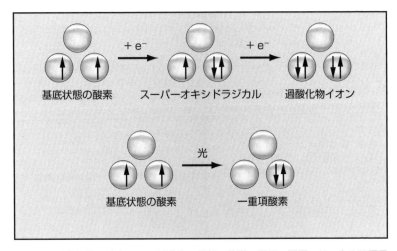

図8.2　基底状態の酸素とその誘導体の外側の軌道の電子の配置。サークルは原子軌道を，矢印は電子とそのスピンの方向を示す。詳細は本文参照。

▶一酸化窒素との反応

　スーパーオキシドラジカルは，一酸化窒素 nitric oxide（NO•）と容易に反応する。一酸化窒素は，血管拡張と血小板凝集抑制により血流を促進する（1992 年には，Molecule of the Year を受賞！）栄えあるフリーラジカルである[3]。これら二つのフリーラジカル反応は，非ラジカルであるペルオキシナイトライト peroxinitrite（$ONOO^-$）を産生する。

$$NO^{\bullet} + O_2^{\bullet-} \longrightarrow ONOO^- \tag{8.3}$$

この反応は二つの不利な結果を起こす。

1. 一酸化窒素の有益な作用を弱め，血管収縮と血流減少を起こす。この血管収縮効果は，動脈硬化（基礎にある炎症がスーパーオキシドを増加させる）と高血圧の関係を説明するのに用いられる[4]。これは酸素の血管収縮効果のメカニズムとしても提唱されている（第 4 章参照）。
2. 強力な酸化細胞傷害を起こす能力をもつペルオキシナイトライトを産生する[3,4]。

過酸化水素

一つの電子がスーパーオキシドラジカルに加えられることにより，不対電子をもたない過酸化物イオンに変換する（図 8.2 参照）。二つのプロトン（H^+）を加えることにより，今度は，過酸化水素（H_2O_2）が産生される。つまり，

$$O_2^{\bullet-} + e^- + 2\,H^+ \longrightarrow H_2O_2 \tag{8.4}$$

この反応における電子ドナーは，もう一つのスーパーオキシドラジカルであり，全体の反応は以下のようになる。

$$2\,O_2^{\bullet-} + 2\,H^+ \longrightarrow H_2O_2 + O_2 \tag{8.5}$$

これは**不均化**反応であり，同じ化学種が酸化も還元もされる。（この場合は，スーパーオキシドラジカルが，電子のドナーであるとともに，受け取り手でもある。）この反応は，**スーパーオキシドジスムターゼ**の触媒によりほとんど瞬時に起こる。（この酵素は，内因性抗酸化物質であり，第 12 章で述べる。）

　過酸化水素は，フリーラジカルではなく（つまり，不対電子をもたない），強力な酸化物質ではない。しかし，これは移動性が高く，細胞膜を容易に通過し，有毒なヒドロキシルラジカル（次項参照）を産生し得る。このことから，H_2O_2 が培養細胞に加えられたときには DNA 鎖を

破壊し得るが，DNA摘出標本ではその作用をもたないことの説明ができる[4,5]。

ヒドロキシルラジカル

H_2O_2から単一電子が還元されると強力なオキシダントであるヒドロキシルラジカルが産生される。電子ドナーは還元状態の鉄(Fe^{2+})である。この反応は次のようなものである。

$$H_2O_2 + Fe^{2+} \longrightarrow Fe^{3+} + OH^\bullet + OH^- \qquad (8.6)$$

Fe^{2+}は(還元された)二価鉄であり，Fe^{3+}は(酸化された)三価鉄，$OH^\bullet$はヒドロキシルラジカル，そしてOH^-はヒドロキシルイオンである。この反応は**フェントン** Fenton **反応**として知られ，この反応の有機基質の酸化は**フェントン化学**[6]として知られている。(酸化細胞傷害の原因としての鉄の重要性は，本章の後半で述べる。)

　ヒドロキシルラジカルは，最も反応性が高いとして知られている化学種の一つであり，しばしばそれが出会った最初の分子と反応する[4]。この高い反応性により，ヒドロキシルラジカルの移動性は制限されているが，その破壊の範囲は，H_2O_2が全身を広く駆け巡り，二価鉄(Fe^{2+})があればヒドロキシルラジカルを産生するために広がる。このシナリオは，心肺蘇生後に起こり得る広範な再灌流傷害に関与している[7]。

　酸素代謝の最後の反応は，ヒドロキシルラジカルの単一電子の還元であり，水が産生される。

$$OH^\bullet + OH^- + e^- + 2H^+ \longrightarrow 2H_2O \qquad (8.7)$$

代謝産物の漏出

ミトコンドリアにおけるO_2からH_2Oへの還元は，約98%の例で起こる。残り2%では，酸素は不完全に代謝され活性代謝産物となり，それらはシトクロムオキシダーゼの領域では代謝されず，傷害を起こし得

る。活性代謝産物は，酸素代謝により日々大量に産生されるため，漏出率は低いというと誤解を招く恐れがある。これは，以下のような計算から示される。

1. 安静時における成人の酸素消費量（VO_2）は約 3.5 mL/kg/min なので，体重が 70 kg の成人であれば，245 mL/min あるいは 353 L/day の酸素を消費する。これは，353/22.4 = 15.7 mol の酸素が日々消費されていることに相当する。

2. 15.7 mol の 2%（0.3 mol）がミトコンドリアから抜け出す反応性代謝産物を産生するとすれば，その量は 0.3×32 = 9.6 g/day に相当する（酸素分子のモル質量を 32 とする）。

3. 1 年に換算すると，活性代謝産物の漏出は 365×9.6 = 3.5 kg（体重の5%に相当）にもなる。

このように，活性代謝産物の蓄積した漏出量は，2%の漏出率という数字から考えるよりも，はるかに多いものである。

そのほかの発生源

ミトコンドリアにおける酸素代謝のみが活性酸素種（ROS）の源ではないし，特定の状態（例えば，炎症）などにおける ROS の主たる源ではない。以下に，注目に値する ROS のそのほかの源について簡単に述べる。

NADPH オキシダーゼ

ミトコンドリア以外での ROS 産生の主たる源は，細胞膜の外の表面に存在するオキシダーゼであり，単一の電子を酸素に加えることでスーパーオキシドラジカルの産生を促進する。この反応の電子ドナーがニコチンアミドアデニンジヌクレオチドリン酸（NADPH）である。この酵素は NADPH オキシダーゼと呼ばれ，NOX と略される。NOX 反応は以下のように示される。

表8.2 NADPHオキシダーゼの多様性

部位	トリガー	影響
好中球，マクロファージ	サイトカイン	・好中球活性化 ・貧食作用 ・組織損傷
内皮組織	サイトカイン	・血管透過性の亢進 ・白血球接着の亢進 ・血小板粘着の亢進 ・微小血管血栓
	酸化LDL	・粥状硬化
血管平滑筋	アンギオテンシンII	・血管収縮 ・高血圧
気道上皮組織	サイトカイン アレルゲン	・気道反応性亢進

LDL：低比重リポタンパク質

$$O_2 + NADPH \longrightarrow O_2^{\bullet} + NADP + H^+ \qquad (8.8)$$

電子のドナーだけが異なっていることを除けば，この酸化反応は，ミトコンドリアにおいて酸素代謝を開始するシトクロムオキシダーゼ反応と同じである（式8.2参照）。NOXにより産生されたスーパーオキシドラジカルは，細胞外に存在し，さらに還元されて過酸化水素と強力な抗菌作用をもつ次亜塩素酸を産生する（第9章参照）。

▶複数の役割

膜結合NOX酵素は，貧食細胞や内皮細胞，血管平滑筋，脂肪細胞，気道や大腸の上皮細胞など，さまざまな細胞に存在する[8]。これらの酵素は正常では不活性であるが，トリガー刺激と，その機能的役割は，それ

ぞれの細胞で異なっている。この多様性のいくつかの例を**表8.2**に示す。最も研究されている NOX 酵素の役割は，急性炎症性反応での役割で，そこでは好中球の活性化や血管透過性亢進の原因になっている[8,9]。（炎症反応における NOX 酵素の役割については，第9章で詳細に述べる。）NOX 酵素は，ROS 産生が是正を必要とするような異常な状態の"シグナル"として機能する，さまざまな生理学的調節反応にもかかわっている。生理学的調節反応における ROS の関与については，本章の後半で述べる。

■キサンチンオキシダーゼ

プリンヌクレオチド（アデニンとグアニン）分解の最終段階は，ヒポキサンチンからキサンチンへ，キサンチンから尿酸への変換である（**図8.3**参照）。これらの反応は，酸化（つまり，電子喪失を伴う）であり，放出された電子の運命は，組織の酸化還元状態で決まる。正常な状態であれば，酸化はキサンチンデヒドロゲナーゼ（XDH）で触媒され，放出された電子は，補因子であるニコチンアミドアデニンジヌクレオチド（NAD）に受け渡される。しかし，酸化還元バランスが酸化に傾いているような状態（例えば，炎症）であれば，XDH はキサンチンオキシダーゼ（XO）に変換され，この酵素は電子をスーパーオキシドラジカルを産生する酸素分子に受け渡し，これらは容易に過酸化水素に変換される。このように，XO に触媒されるプリン分解の主たる最終産物は，過酸化水素である[10]。

▶虚血-再灌流傷害

アロプリノール（XO 抑制薬）が，虚血-再灌流傷害の重症度を低下させることが動物実験で示されている[11]が，この観察は，以下に示すシナリオを妥当なものとする。虚血状態では，ATP 貯蔵は枯渇し，アデノシン一リン酸（AMP）はヒポキサンチンへと分解される。血流が再開されると，再灌流された部位は炎症を起こし，これにより XDH から XO への転換が促進される。蓄積したヒポキサンチンに対する XO の作用に

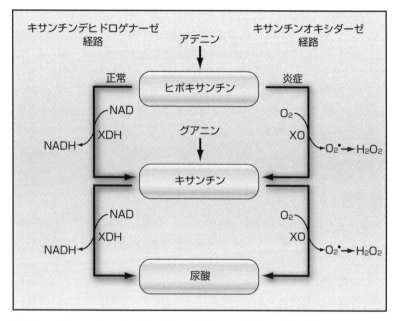

図8.3 プリンヌクレオチド（アデニンとグアニン）代謝の最終段階。正常な反応ではキサンチンデヒドロゲナーゼ（XDH）で触媒されるが，炎症のような状況では，触媒はキサンチンオキシダーゼ（XO）であり，これはスーパーオキシドラジカル（$O_2^•$）および過酸化水素（H_2O_2）を産生する。

より，過酸化水素産生が急増し，内皮細胞傷害（ヒドロキシルラジカル産生を介して）を起こす。

一重項酸素

酸素分子は，一つの不対電子のスピン方向を変え，別の不対電子と適切なマッチを形成するエネルギー与えられることにより，より大きなエネルギーを産生し得る。その結果できる**一重項酸素** singlet oxygen として知られる電子配置を**図 8.2** に示す。

▶光感受性

光は一重項酸素産生のための主たるエネルギー源である。光は，特有の周波数の光を吸収する光感受性分子と反応し，エネルギーを与えられた光感受性物質は，そのエネルギーを基底状態にある酸素分子に伝達し，一重項酸素を産生する。リボフラビン(ビタミンB2)や，フラビンヌクレオチド(FAD，FMN)，色素(ビリルビンとポルフィリン)，人工色素(例えば，メチレンブルー，トルイジンブルー)，薬物(例えば，フェノチアジンやフルオロキノロン)など，いろいろな増感剤がある[4]。

　一重項酸素は，膜脂質や核酸，タンパク質などを傷害する強力なオキシダントであり，主たる器管は皮膚と眼である。光感受性皮膚病変は，軽度紅斑から，水疱，瘢痕，変形を起こす。ポルフィリンは光感受性作用があり，皮膚に蓄積しやすいので，皮膚病変はポルフィリア症の大きな特徴となる[12]。桿体細胞には光感受性色素であるロドプシンがあるため，眼は光による傷害を受けやすい。オキシダントによる網膜傷害のよく知られた例に，ロドプシンが存在する網膜の桿体細胞の早期の傷害を起こす**網膜色素変性症**がある。

▶クエンチング

一重項酸素はそのエネルギーを別の分子に伝達し，基底状態の酸素に戻ることができる。これは**クエンチング** quenching として知られ，エネルギーを受け取る分子はスカベンジャーと呼ばれる。一重項酸素の効果的なスカベンジャーは β カロテンである[4]。

酸化細胞傷害

活性酸素種(ROS)の酸化作用により，膜脂質やDNA，細胞タンパク質など，細胞の重要な構成要素すべてが破壊され得る。この酸化細胞傷害は，ROS産生速度が抗酸化保護の能力を上回った**酸化ストレス**状態で起きる。(抗酸化保護については第12章で説明する。)以下，酸化細胞傷

害で起こる主な反応について述べる。

▍連鎖反応

フリーラジカルが非ラジカルと反応すると，非ラジカルは電子を失いフリーラジカルとなり，別の非ラジカルと反応してフリーラジカルを産生するということが続く。この自動継続的な反応は**連鎖反応**として知られている[4]。炎症は，酸化連鎖反応の一つの例であり，酸化傷害に関連する連鎖反応の二つの特徴を示している。一つは，最初の反応とは独立して起こるようになること，そして，重大な傷害を引き起こすことである。連鎖反応による酸化細胞傷害についての最も研究されてきた形について次に述べる。

▍脂質過酸化

疎水性の細胞膜の内側には，多価不飽和脂肪酸が多く存在し，融点が低いため細胞膜の"流動性"を促進している[13]。（多価不飽和脂肪酸は，料理油やペンキの流動性を促進するために用いられている。）多価不飽和脂肪酸は，酸化的分裂を非常に受けやすく（この過程が脂質過酸化である），食物内に多価不飽和脂肪酸が含まれていると**酸敗**を起こす（第7章で述べた）。脂質過酸化が細胞膜で起こると，多価不飽和脂肪酸は重合し，その選択的透過性を失う。その結果，細胞膜が漏れやすくなり，ついには細胞の浸透圧的崩壊に至る。

▶反応の連鎖

脂質過酸化は自動継続的連鎖反応として進行するので，特に破壊的である[14]。反応の連鎖を**図8.4**に示す。まず最初は，多価不飽和脂肪酸の炭素分子からすべての水素原子を除去するヒドロキシルラジカルのような強力なオキシダントである。これにより，炭素中心の脂質ラジカルが産生され，酸素と反応し，酸素中心の"ペルオキシルラジカル"が産生される。ペルオキシルラジカルは近接する多価不飽和脂肪酸から水素イ

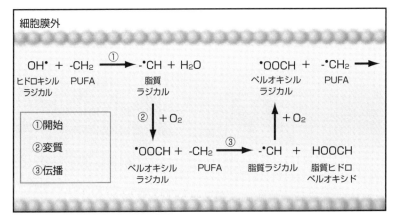

図 8.4　自動継続的な"連鎖反応"として知られる細胞膜内の脂質過酸化の反応の連鎖。フリーラジカルは上付きのドットで示す。PUFA：多価不飽和脂肪酸。詳細は本文参照。

オンを除去して伝播が起こり，新たな一連の反応を起こす一方で，脂質ヒドロペルオキシドも産生する。基質である多価不飽和脂肪酸が枯渇するか，何かによって伝播が遮断されるまで，この反復は継続する。（ビタミンEは，第12章で述べるように脂質過酸化の伝播を遮断する。）

　二価鉄（Fe^{2+}）が存在すると，伝播反応で産生される脂質ヒドロペルオキシド（LOOH）と反応するという別の伝播方法もある。この反応は，LOOHのもつ酸素-酸素結合を分裂し，次に示すように，別のフリーラジカルである**アルコキシルラジカル**（$LO^•$）を産生する。

$$LOOH + Fe^{2+} \longrightarrow Fe^{3+} + LO^• + OH^- \tag{8.9}$$

（式8.6にあるようなフェントン反応とこの反応との類似性に注意してほしい。）アルコキシルラジカルは，多価不飽和脂肪酸から水素原子を除去することができ，脂質過酸化を開始する。鉄に始まる脂質過酸化は，**フェロトーシス**として知られる制御された細胞死の一つの型であることがわかっている[15]。

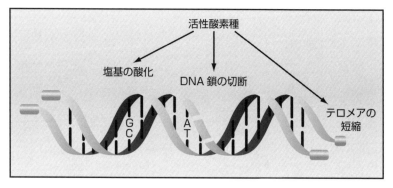

図8.5　DNA分子の酸化による損傷の三つのタイプ。A，C，G，T：それぞれ，アデニン，シトシン，グアニン，チミン。詳細は本文参照。

▌DNA損傷

ROSによる酸化傷害の脅威が常に存在することは，正常な代謝の間に起こる酸化によるDNA損傷によることがわかっている[13, 16]。**DNAにおける酸化傷害の速度は，50万〜200万/"病変"分子/cell/dayと推定されている**[16]が，高いほうの数字は，高度に酸化を行う器官（例えば，脳）で起こる。ヒドロキシルラジカルは，酸化によるDNA損傷の主たる要因である[13]。過酸化水素は，広く起こるDNA損傷の要因であり得るが，それが移動した先々で（式8.6参照）ヒドロキシルラジカルを産生することによってのみ起こるものである。

　酸化によるDNA損傷には三つのタイプがある[17]が，それを以下にまとめる（**図8.5**参照）。

1. 酸化はヌクレオチド塩基（アデニンやグアニン，シトシン，チアミン）を修飾し，遺伝子発現を変化させ得る。特にグアニンは，酸化修飾を受けやすく，酸化されたグアニン残基（8-oxo-deoxyguanosine）の検出は，酸化によるDNA損傷をモニターする一般的な方法である[16]。
2. ヌクレオチド同士を連結する共有結合は，酸化により破壊される。これは，"DNA鎖切断"と呼ばれ，ポリヌクレオチド鎖の片方，ある

いは両方で起こる。単一鎖の切断は，しばしば修復可能であるが，両方のポリヌクレオチド鎖(二重鎖切断)は修復が困難である。
3. 酸化は**テロメア**(染色体の末端に巻きつくヌクレオチド塩基の繰り返し配列)の短縮を起こす。正常でも加齢によりテロメアは進行性に短縮するが，最終的には，染色体末端が周囲にさらされ，細胞複製を妨げる[18]。テロメアの短縮は，細胞レベルにおけるエイジングの重要な決定因子であり，酸化傷害はエイジングを早める。(エイジングにおける ROS の役割の詳細は第 11 章で述べる。)

▶ 必然的な結果

DNA 分子は，その損傷が新しい DNA 分子の *de novo* の合成により是正されないという独特な性質をもっている。その代わり，分子の完全性を保ち続けるには，損傷を受けた部位の修復にひとえにかかっている。酸化傷害が強く，修復できない場合，細胞の複製の停止(**分裂老化** replicative senescence)あるいは細胞死(**アポトーシス**)を起こす **DNA 損傷反応**が開始される[17]。これにより，欠陥のあるゲノムをもつ細胞の複製を防ぎ，エイジングの過程を促進する。(DNA 損傷反応の詳細については第 11 章で述べる。)一方，選ばれた遺伝子(例えば，腫瘍抑制遺伝子)を含む損傷は，制御されない複製や新生物への変質などを起こす。

■ タンパク質分解

酸化傷害はタンパク質機能を三つの方法で変化させる。
1. 酸化はポリペプチドを保持している共有結合を破壊する。この過程は，通常はヒドロキシルラジカルにより始まり，脂質過酸化で述べたのと同じ型の反応順序，つまり連鎖反応を起こす[19]。破壊されたポリペプチドは，タンパク質分解酵素の働きをより受けやすくなる。
2. 酸化は，20 種類のアミノ酸すべての行動を変化させ得る。フェニルアラニンやトリプトファン，チロシン，ヒスチジンといった芳香族アミノ酸が特に変化を受けやすい[16]。
3. タンパク質修飾は二次的な現象であり得る。つまり，酸化による

DNA 損傷により誤ったタンパク質が合成される。

　タンパク質修飾の結果は，タンパク質と，それに関係する機能の多さと同じくらい多数にわたる。例えば，人体には 75,000 の異なる酵素があると推定される[20]が，これらのいずれか，あるいはすべてが酸化により修飾を受ける。

鉄

鉄は，酸素を組織に運搬する（ヘモグロビンに含まれる鉄として）一方，酸素に関連する細胞傷害では主たる役割を果たすという，酸素とのややこしい関係にある。**表 8.3** に，鉄に関係するといわれる細胞傷害が関係する疾患を示す。

表 8.3　鉄が関与する細胞傷害が役割を果たす疾患

器官	疾患
中枢神経系（CNS）	・虚血性脳卒中
	・外傷性脳損傷
	・ハンチントン病
心臓	・虚血-再灌流および化学療法による心筋症
血管系	・粥状硬化
	・虚血-再灌流による内皮性外傷
	・内皮性外傷と DIC における血管閉塞，鎌状赤血球症
腎臓	・ミオグロビン尿および虚血-再灌流による急性腎障害
	・嫌色素性腎細胞がん
膵臓	・妊娠糖尿病
肝臓	・ヘモクロマトーシス

DIC：播種性血管内凝固

▍特　性

鉄はとても酸化されやすく，五つの酸化状態（Fe^{2+} から Fe^{6+}）をもっている[21]。最も多いのは二価鉄（Fe^{2+}）と三価鉄（Fe^{3+}）であり，基底状態にある鉄（Fe）から電子（e^-）が順次除去されて生成される。

$$Fe - 2e^- \longrightarrow Fe^{2+} - e^- \longrightarrow Fe^{3+} \tag{8.10}$$

Fe^{2+} は，ヘモグロビンとミオグロビン内に存在する（そこで酸素と結合する），そして過酸化水素からヒドロキシルラジカルを産生する際の単一電子ドナーである（式 8.6）。Fe^{3+} は鉄貯蔵時の形であり（フェリチンとヘモジデリンと結合する），メトヘモグロビンとメトミオグロビン（酸素と結合しない）に存在する。

　述べておくべきもう一つの鉄の特質は，不対電子の存在である。すなわち，Fe^{2+} は四つの不対電子をもち，Fe^{3+} は五つの不対電子をもつ[22]。そのため，どちらの鉄の形も，非ラジカルと反応する際に連鎖反応をトリガーする。

▍鉄と酸化による細胞傷害

鉄は，最も損傷を起こす活性酸素種（ROS）である[23]ヒドロキシルラジカルの産生に関与するので，酸化による細胞傷害において主たる役割を果たす（式 8.6 参照）。鉄は，膜脂質の酸化を直接開始する能力ももっている（式 8.9 参照）。

▶フェロトーシス

前述したように，鉄誘導性脂質過酸化は，フェロトーシスとして知られる制御された細胞死の一形態として働く[15]。この脂質過酸化は，炎症がトリガーとなり，虚血性腎傷害と，虚血性心筋症と化学療法誘発性心筋症，虚血性脳卒中の病理に関与する[24~26]。

▶ヘム鉄

ヘム由来の鉄は，溶血による内皮傷害〔例えば，鎌形赤血球症と播種性血管内凝固 disseminated intravascular coagulation（DIC）〕と，虚血-再灌流傷害において重要な役割を果たす[27]。赤血球から放出されるヘムは，疎水性であり，内皮細胞膜に入り込み，そこで放出された Fe^{2+} は，脂質過酸化のトリガーとなる。同様の過程は，ミオグロビン尿による尿細管細胞傷害[27]と，脳内出血に伴う脳傷害[28]に関連している。

■鉄隔離

酸化による細胞傷害の原因としての鉄の重要性は，鉄の高度なタンパク質結合から示唆される。人体には鉄が豊富に存在する（成人男性では 50 mg/kg，閉経前の女性ではその 20〜25％少ない）が，その大部分はタンパク質と結合している。すなわち，約 65％はヘモグロビンと，10％がミオグロビンと鉄依存性酵素（例えば，シトクロム P-450 の酵素群），20〜30％が細胞内のフェリチンとヘモジデリン，そして血漿中のごく少量がトランスフェリンと結合（65〜165 µg/dL）している[29]。そのため，**遊離（非結合）鉄はないか，ほんのわずか**であり，鉄に誘導される細胞傷害から保護されている。

▶炎症における貧血

保護的な別の鉄の隔離方法が，全身性の炎症に対する反応として起こる貧血である。赤血球産生に必要な鉄は，マクロファージから供給されるが，マクロファージからの鉄放出は，全身性の炎症状況では（鉄に制御されるホルモンである**ヘプシジン**を介して）抑制される[29]。鉄が入手できないため，最終的には**炎症性貧血**（以前は慢性疾患による貧血として知られていた）が起こる[30]。**重症患者貧血** anemia of critical illness[31]は，この疾患の急性型である。このタイプの貧血は，血清鉄の減少を伴うが，これは，炎症のような酸化が起こりやすい状態では有利に働く。

生理的役割

病的傷害の要因としての活性酸素種(ROS)の役割は，ROS が豊富に存在し，抗酸化保護が欠損する，あるいはその両者で起こる酸化ストレスの際にまず現れる。しかし，前述したように，ROS は，"正常"な代謝間の生理的制御にも関与している。少量の有毒物質が利益を与える状況は**ホルミシス** hormesis として知られている[32]。そのいくつかの例を示す。これらの例における ROS は，膜結合 NADPH オキシダーゼ(NOX)が源であり，ミトコンドリアを源とするものではない。

▍酸素検知

赤血球量は，低酸素血症に対する反応として腎臓と肝臓で産生されるホルモンであるエリスロポエチンにより維持されている。過酸化水素は，エリスロポエチン産生を刺激する転写制御因子(hypoxia-inducible-factor-1)を分解することにより，この反応を抑制する[33]。これらの観察から，血液中の酸素分圧は，肝臓や腎臓の内皮細胞からの ROS 産生により検知(内皮細胞膜上の NOX を介して)される。そして，これらの細胞からの ROS 産生減少が，低酸素血症に対するエリスロポエチン反応を起こすという説が導かれた。この機序は，頸動脈体の化学受容体による低酸素血症に対する反応にも関与している[33]。

▍血糖コントロール

インスリンは，脂肪細胞膜にある NOX の活性化により過酸化水素産生を誘導し[34]，過酸化水素の生理的濃度は，インスリン反応性を促進することが示されている[35]。これらの観察は，正常な状態では過酸化水素はインスリンによる正常血糖値の維持においては寛大に振る舞っている。これは，酸化ストレス時の過酸化水素が糖尿病に関係する合併症発症(例えば，動脈硬化症)を促進させるのとは対照的である。

▌血管調節

ROSは，レニン–アンギオテンシン–アルドステロン系による血管調節に関与しているといわれている[36]。低流量状態では，アンギオテンシン誘導による血管収縮は血圧を維持するのを助ける。この血管収縮効果はROSにより仲介されることがある。それは，アンギオテンシンが血管平滑筋におけるNOXを活性化し，その後に産生されるスーパーオキシドラジカル産生が，一酸化窒素を不活化することにより血管収縮を起こすからである（式8.3参照）。

まとめ

本章における重要なポイントをまとめると以下のようになる。

1. *in vivo* における酸素の破壊的活動は，活性酸素種（ROS）として知られる反応性化学誘導体により行われる。ROSには，スーパーオキシドラジカル，過酸化水素，ヒドロキシルラジカルと一重項酸素が含まれる。

2. 酸化による細胞傷害には大きく三つのタイプがある。

   a. 膜脂質の酸化により膜の粘弾性が変化し，選択的膜透過性が喪失したり，最終的には細胞の浸透圧性破壊が起こる。

   b. DNAの酸化傷害には鎖切断，ヌクレオチド塩基の修飾，そしてテロメア短縮の促進が含まれる。これらの反応の結果，ゲノム異常（腫瘍細胞化を含む），細胞複製停止と早すぎる細胞死などが起こる。

   c. 酸化はタンパク質変性を起こし，多くの有害事象を起こす（関係するタンパク質による）。

3. 鉄は，非常に破壊的なヒドロキシルラジカルを産生するので，酸化による細胞傷害で重要な役割を果たしている。鉄が破壊的能力をもつことは，体内の鉄のほとんど大部分は結合され，隔離されていることの理由である。

4. 酸化による細胞傷害は，ROS 産生が抗酸化保護効果を上回る酸化ス
トレス時に主として起こる。"正常な代謝"（酸化ストレスがない）が
起こるときには，ROS は生理学的調節反応に関与しているかもしれ
ない。

■ 文　献

A. Walford RL. Maximum Life Span. New York: W.W. Norton and Co, 1983:87. 『人間
はどこまで長生きできるか─最新医学があかす寿命の科学』（PHP 研究所，
1988 年）

1. Grisham MB. Reactive oxygen metabolism. In: Reactive Metabolites of Oxygen and
Nitrogen in Biology and Medicine. Austin, TX: R.G. Landes Co., 1991.5-19.

2. Wand Z Q, Porreca F, Cuzzocrea S, et al. A newly identified role for superoxide in
inflammatory pain. J Pharmacol Exp Ther 2004; 309:869-878.

3. Radi R. Oxygen radicals, nitric oxide, and peroxynitrite: Redox pathways in molecu-
lar medicine. Proc Nat Acad Sci 2018; 115:5839-5848.

4. Halliwell B, Gutteridge JMC. Redox chemistry: the essentials. In: Free Radicals in
Biology and Medicine. 5th ed, Oxford: Oxford University Press, 2015:30-76.

5. Spragg RG. DNA strand break formation following exposure of bovine pulmonary
artery and aortic endothelial cells to reactive oxygen products. Am J Respir Cell Mol
Biol 1991; 4:4-10.

6. Barbusinski, K. Fenton reaction—controversies concerning the chemistry. Ecol Chem
Engin 2009; 16:347-358.

7. Huet O, Dupic L, Batteux F, et al. Postresuscitation syndrome: potential role of hy-
droxyl radical-induced endothelial cell damage. Crit Care Med 2011; 39:1712-1720.

8. Bedard K, Krause KH. The NOX family of ROS-generating NADPH oxidases: phys-
iology and pathophysiology. Physiol Rev 2007; 87:245-313.

9. Mittal M, Siddiqui MR, Tran K, et al. Reactive oxygen species in inflammation and
tissue injury. Antiox Redox Sig 2014; 20:1126-1167.

10. Kelley EE, Khoo NKH, Hundley NJ, et al. Hydrogen peroxide is the major oxidant
product of xanthine oxidase. Free Radic Biol Med 2010; 48:493-498.

11. Halliwell B, Gutteridge JMC. Reactive species in disease: friends or foes? In: Free
Radicals in Biology and Medicine. 5th ed, Oxford: Oxford University Press,
2015:511-638.

12. Puy H, Gouya L, Deybach JC. Porphyrias. Lancet 2010; 375:924937.

13. Halliwell B, Gutteridge JMC. Oxidative stress and redox regulation: adaptation, dam-
age, repair, senescence, and death. In: Free Radicals in Biology and Medicine. 5th ed,
Oxford: Oxford University Press, 2015:199-283.

14. Shahidi F, Zhong Y. Lipid oxidation and improving the oxidative stability. Chem Soc Rev 2010; 39:4067-4079.

15. Yang WS, Stockwell BR. Ferroptosis: death by lipid peroxidation. Trends Cell Biol 2016; 26:165-176.

16. Hamilton ML, Van Remmen H, Drake JA, et al. Does oxidative damage to DNA increase with age? Proc Natl Acad Sci 2001; 98:10469-10474.

17. Jan HJ, Hoeijmakers. DNA damage, aging, and cancer. New Engl J Med 2009; 361:1475-1485.

18. Shay JW. Telomeres and aging. Curr Opin Cell Biol 2018; 52:1-7.

19. Stadtman ER. Protein modification. In: Banerjee R, ed. Redox Biochemistry. New York, John Wiley&Sons, 2008:184-194.

20. Svarney T, Barnes-Svarney P. The Handy Biology Answer Book. 2nd ed. Canton, MI: Visible Ink Press, 2014.

21. Zhuang T, Han H, Yang Z. Iron, oxidative stress, and gestational diabetes. Nutrients 2014; 6:3968-3980.

22. Halliwell B, Gutteridge JMC. Free Radicals in Biology and Medicine. 5th ed, Oxford: Oxford University Press, 2015:1-29.

23. Menegheni R. Iron homeostasis, oxidative stress, and DNA damage. Free Rad Biol Med 1997; 23:783-792.

24. Feng X, Wang H, Han D, et al. Ferroptosis as a target for protection against cardiomyopathy. Proc Nat Acad Sci 2019; 116:2672-2680.

25. Muller T, Dewitz C, Schmitz J, et al. Necroptosis and ferroptosis are alternative cell death pathways that operate in acute kidney failure. Cell Mol Life Sci 2017; 74:3631-3645.

26. Linkermann A, Stockwell BR, Krautwald S, Anders HJ. Regulated cell death and inflammation: an auto-amplification loop causes organ failure. Nat Rev Immunol 2014; 14:759-767.

27. Belcher JD, Beckman JD, Balla G, et al. Heme degradation and vascular injury. Antiox Redox Signal 2010; 12:233-248.

28. Garton T, Keep RF, Hua Y, Xi G. Brain iron overload following intracranial hemorrhage. Stroke Vasc Neurol 2016; 1:e000042.

29. Gisbert JP, Gomollon F. An update on iron physiology. World J Gastroenterol 2009; 15:4617-4626.

30. Ganz T, Nemeth E. Iron sequestration and anemia of inflammation. Semin Hematol 2009; 46:387-393.

31. Corwin HL, Krantz SB. Anemia of the critically ill: "acute"anemia of chronic disease. Crit Care Med 2000; 28:3098-3099.

32. Mattson MP. Hormesis defined. Ageing Res Rev 2008; 7:1-7.

33. Dröge W. Free radicals in the physiological control of cell function. Physiol Rev 2002; 82:47-95.

34. Kreiger-Brauer H, Medda PK, Kather H. Insulin-induced activation of NADPH-de-

pendent H_2O_2 generation in human adipocyte plasma membranes is mediated by Gα12. J Biol Chem 1997; 272:10135–10142.

35. Schmid E, Hotz–Wagenblatt A, Dröge W. Phosphorylation of the insulin receptor kinase by phosphocreatine in combination with hydrogen peroxide. The structural basis of redox priming. FASEB J; 1999:13:1491–1500.

36. Schramm A, Matusik P, Osmenda G, Guzik TJ. Targeting NADPH oxidases in vascular pharmacology. Vasc Pharmacol 2012; 56:216–231.

9

酸素は炎症反応に
関与しているか？

> 「炎症そのものは疾患ではなく有益な働きと見なされているが，
> その有益な目的を果たすことができない場合には，悪さをする。」
> ジョン・ハンター，MD

冒頭の引用の著者は，18世紀のスコットランドの卓越した外科医であり，彼の炎症に関する観察は，19世紀を通じて炎症についての常識として広く受け入れられていた[1]。彼の，炎症には有害作用を及ぼすことがあるというコメントには先見の明があり，現在では，炎症は**表9.1**に示すような多くの病的状態に関与していることが認められている。これらの疾患の本質を考えると，現代において炎症は死亡や合併症発症の最大の原因であると認めなければならない。ここで認識しておかなければならないことは，酸素やその強い反応性をもつ派生物質〔活性酸素種（ROS）については前章で述べた〕は，前章で述べたように炎症反応において重要な役割を果たすことであり[2]，それを本章で述べる。

好中球活性化

炎症反応の初期段階は，好中球（そして別の顆粒球）の酸素消費量（最大20倍）の15〜20分間に及ぶ急激な上昇である[3]。これは，**呼吸バースト**として知られているが，これは酸素消費量の急激な増加がミトコンドリ

表9.1　炎症が大きく関与する疾患

急性	慢性
急性冠症候群(ACS)	アルツハイマー病
急性呼吸促迫症候群(ARDS)	アテローム症
アナフィラキシー	神経系自己免疫疾患
気管支喘息	心筋症(虚血型)
特発性器質化肺炎(COP)	慢性閉塞性肺疾患(COPD)
(非感染性の)肝炎	糖尿病(2型)
間質性腎炎	炎症性腸疾患
膵炎	間質性肺疾患
放射線肺炎	黄斑変性症
再灌流傷害	神経変性疾患
多臓器不全による敗血症	職業性肺疾患
輸血関連急性肺障害(TRALI)	変形性関節症
血栓性血小板減少性紫斑病(TTP)	パーキンソン病

ACS：acute coronary syndrome, ARDS：acute respiratory distress syndrome, COP：cryptogenic organizing pneumonia, COPD：chronic obstructive pulmonary disease, TRALI：transfusion-related acute lung injury, TTP：thrombotic thrombocytopenia purpura

アで起きるのではなく，高エネルギー ATP 分子を産生しないことも考えると，誤った命名である。というよりも，呼吸バーストは ROS を産生し，侵入してくる微生物を殺す。この反応のトリガーは，好中球膜の外表面にある NADPH オキシダーゼ(NOX)の活性化である。(NOX については第8章で説明し，その多岐にわたる機能は**表8.2**に示した)。この酵素は，酸素の単一電子の還元を起こし，NADPH を電子ドナーとして，スーパーオキシドラジカル($O_2^{\bullet}$)を産生する。

$$O_2 + NADPH \longrightarrow O_2^{\bullet} + NADP + H^+ \tag{9.1}$$

スーパーオキシドラジカルは細胞外で産生され(**図9.1** 参照)，侵入し

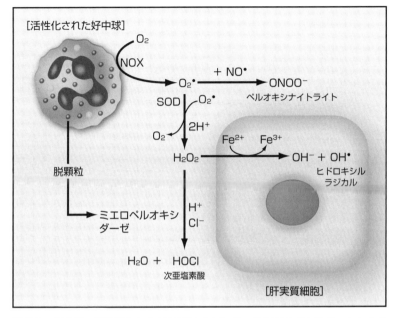

図 9.1　好中球の細胞膜にある NADPH オキシダーゼ(NOX)がトリガーとなる化学反応。SOD：スーパーオキシドジスムターゼ。詳細は本文参照。

てくる微生物と戦う。これらの働きは，スーパーオキシドラジカルそのものによるものではなく，水素(H^+)と結合し，過酸化水素(H_2O_2)を産生することによる。

$$2O_2^\bullet + 2H^+ \longrightarrow H_2O_2 + O_2 \qquad (9.2)$$

第 8 章で述べたように，これは，同じ化学種が酸化も還元もされる反応である**不均化反応**である。(この場合では，スーパーオキシドラジカルは電子のドナーでもあり，受け取り手でもある。)この反応はスーパーオキシドジスムターゼにより触媒され，ほとんど瞬間的に起こる。過酸化水素は殺菌と細胞傷害効果をもつが，どちらの効果も，主としてより毒性のある化学種(次に述べる)の産生による。

▶次亜塩素酸

好中球の細胞質内の顆粒は，ミエロペルオキシダーゼという酵素を豊富に含んでおり，好中球の脱顆粒で放出される。この酵素は，過酸化水素の塩素化を促進し，次亜塩素酸 hypochlorous acid（HOCl）産生を促進する。

$$H_2O_2 + Cl^- + H^+ \longrightarrow HOCl + H_2O \qquad (9.3)$$

この反応は呼吸バーストにおいて消費される酸素量の約30％にもなる[3]。

　最終産物である次亜塩素酸は強力な酸化物質であり，殺菌性，殺真菌性，そして殺ウイルス性の活性をもつ。（次亜塩素酸のナトリウム塩である次亜塩素酸ナトリウムは，家庭用漂白剤の主たる成分である。）その抗菌効果のほかにも次亜塩素酸は炎症性組織損傷でも重要な役割を果たしている（後述）。

▶ヒドロキシルラジカル

過酸化水素は，Fe^{2+} から電子を受け取り，強い破壊効果をもつヒドロキシルラジカルを産生する。

$$H_2O_2 + Fe^{2+} \longrightarrow Fe^{3+} + OH^\bullet + OH^- \qquad (9.4)$$

Fe^{2+} は還元型鉄であり，Fe^{3+} は酸化型鉄であり，$OH^\bullet$ はヒドロキシルラジカル，OH^- はヒドロキシルイオンである。この反応は，遊離鉄が乏しい細胞外液中では起こりにくい。しかし，過酸化水素は，容易に細胞内に入ることができ，Fe^{2+} と遭遇すればいつでもヒドロキシルラジカルを産生する。これは，酸化による細胞傷害の際立つ要因であるとともに，貪食細胞による微生物殺菌の重要なメカニズムである。

■貪　食

貪食は，侵入してくる微生物に対する防御の第一線である。NOX の存

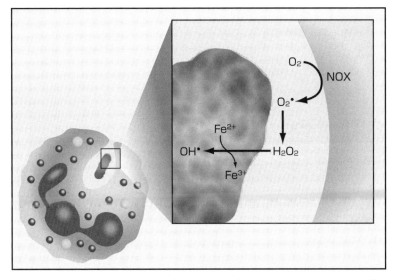

図 9.2　貪食による微生物殺菌の重要なメカニズム。NOX：NADPH オキシダーゼ。詳細は本文参照。

在する細胞膜外表面の部位は貪食に適している。つまり，細胞膜が嵌入して微生物を飲み込み，NOX は"貪食細胞"の内部に向かい，NOX により産生される ROS が微生物にアクセスしやすくなる（**図 9.2** 参照）。微生物殺菌は過酸化水素によるヒドロキシルラジカルの産生によるが，これは細菌に含まれる豊富な鉄によって促進される[4]。これは，殺菌性抗菌薬の作用メカニズムと同様である[5]。次亜塩素酸は，貪食細胞内における微生物殺菌にも関与することもあるが，細胞外において微生物を死滅させることに関与している。

▶慢性肉芽腫性疾患

ROS の抗微生物効果は，慢性肉芽腫性疾患として知られる状態でも示されている。これは，まれな遺伝性疾患（米国における頻度は 20 万出生に対し 1）であり，貪食細胞における NOX が不完全なため，この疾患

をもつ患者は，反復する生命を脅かす細菌および真菌感染症に罹患する[6]。さらに，個々の患者において NOX の機能的欠損の程度は異なり（正常の 0.1〜27％），欠損の重症度が低い患者は，感染症に罹患する頻度も低く，欠損の重症度が高い患者よりも寿命も長い[7]。

内皮機能不全

内皮は血流の維持に積極的な役割も担っており，単に血流と実質組織とのバリア以上の存在である。この血流維持において重要な役割を果たしているのが，内皮細胞と血管平滑筋で産生されるフリーラジカル（"活性窒素種" として分類される）である一酸化窒素であり，この一酸化窒素は，血管拡張を促進し，白血球と血小板の内皮表面への接着を防ぐ[8]。炎症反応は内皮の反応を変化させる，つまり，白血球と血小板は内皮に接着し，内皮細胞間のタイトジャンクションは破壊され，白血球と他の炎症性物質が，炎症を起こした組織内に入り込むのを許す[2]。これらの変化は適応性のあるものであると同時に，血小板接着性を増すことにより微小血管血栓を起こしたり，破壊された内皮バリアにより浮腫が悪化するなど有害なものともなる。

■ROS の役割

炎症に伴う内皮細胞機能障害のきっかけは，内皮細胞表面に存在する NOX の活性化である[2,9]。その後に起こるスーパーオキシドラジカルの産生は，内皮への白血球接着の促進と，内皮細胞間のタイトジャンクションの破壊を促進する。この一部は直接的な効果であるが，一部はスーパーオキシドラジカルと一酸化窒素（$NO^{\bullet}$）の反応にも関係している。

$$O_2^{\bullet} + NO^{\bullet} \longrightarrow ONOO^{-} \tag{9.5}$$

この反応は一酸化窒素の内皮機能における有益な効果をなくすだけでなく，強力な毒素であり，内皮細胞と，より深部の組織を傷害する能力を

もつペルオキシナイトライト（ONOO⁻）も産生する[10]。

　炎症状態における内皮細胞機能障害はこのように"酸化ストレス"の結果（つまり、ROS の過剰産生）であり、酸化ストレスの程度は、疾患の重症度と直接的に関係する。培養内皮細胞を用いた研究では、敗血症性ショック患者から採取した血漿を加えると、細胞内における ROS 産生が刺激されたが、その反応の強さは、より重症な敗血症性ショック患者や敗血症性ショックにより死亡した患者からのものでより強かった[11]。内皮細胞における ROS が産生し続けると細胞内抗酸化物質が枯渇し[12]、これにより酸化ストレスが拡大し、酸化による細胞傷害のリスクが増す。これは、炎症性多臓器不全の前兆であり、敗血症性ショック患者の死亡と関連する（後述）。

炎症性組織傷害

ROS 濃度は、炎症部位ではミリモルレベルにまで達することがあり[8]、そのため、細胞外マトリックスと実質細胞の酸化傷害のリスクとなる。（**注意**：すべての ROS が測定できるわけではない。スーパーオキシドラジカルとヒドロキシルラジカルのような種はほとんど瞬時に反応を起こすので、これらの反応による産物をもって、これらの存在を推測する。）

█細胞外マトリックス

細胞外マトリックス（ECM）は、タンパク質（例えば、コラーゲン、エラスチン）と、糖タンパク質複合体（例えば、コンドロイチン硫酸）が複雑な網目状となったものであり、構成要素は主な器官で異なっている。細胞外マトリックスは、そのターンオーバー速度がゆっくりであり[13]、細胞外液中には抗酸化物質が乏しい[14]ため、酸化傷害を受けやすい。

　細胞外マトリックスにおける酸化傷害の主たる源は、ペルオキシナイトライトとミエロペルオキシダーゼ[13]である。ペルオキシナイトライトは、"ニトロ化"を介して細胞外マトリックスのタンパク質を変化させ

るが，この過程は，アルツハイマー病[15]とパーキンソン病[16]を筆頭にい
くつかの疾患に関与している。ミエロペルオキシダーゼは細胞外マト
リックスのタンパク質と結合し，次亜塩素酸産生の病巣を作り出し，周
囲のタンパク質を容易に酸化する[13]。酸化されたタンパク質は，より容
易にミエロペルオキシダーゼと結合し，さらなるタンパク質の酸化を進
め，このポジティブフィードバックシステムにより，細胞外マトリック
スに広範な酸化傷害が起こる[17]。次亜塩素酸は，α1-アンチプロテアー
ゼ（以前はα1-アンチトリプシンと呼ばれていた）を不活化させ，これに
よりタンパク質分解酵素による細胞外マトリックスのタンパク質の変性
を促進する[8]。ミエロペルオキシダーゼと次亜塩素酸による細胞外マト
リックスの傷害は，本章の最後の項で述べるように，心血管系疾患にお
いて主要な役割を果たしている。

▶炎症性痛

痛覚に関する動物実験では，スーパーオキシドジスムターゼ（スーパー
オキシドラジカルの過酸化水素への変換を推進）による治療で，炎症に
対する痛覚反応を弱めることが示されている[18]。これは，スーパーオキ
シドラジカルが痛みの原因であることを意味しており，スーパーオキシ
ドジスムターゼが，炎症によるペルオキシナイトライトの産生で不活化
され[19]，炎症部位ではスーパーオキシドラジカルの過剰が促進されると
いう証拠からも支持される。これらの知見は，炎症による痛みに対して
非オピオイド性鎮痛薬の開発に重要な意味がある。

■酸化による細胞傷害

過酸化水素は，細胞外マトリックスにおいて非常に破壊的なヒドロキシ
ルラジカルを産生し得る（**図9.1**参照）が，この反応は遊離鉄はあって
もわずかであることや，炎症に伴う細胞外の鉄の減少により制限され
る[20]。しかし，酸化による細胞傷害の優先される機序は，過酸化水素が
実質細胞内に移動し，Fe^{2+}に出会うたびにヒドロキシルラジカルを産
生するというものである。ヒドロキシルラジカルは，第8章で述べたよ

うに，最も傷害性が強い ROS である。

　次亜塩素酸も，酸化による細胞傷害の重要な要因である。次亜塩素酸はすべての有機分子を酸化するが，アミノ酸であるシステインを特に標的とする。その活性部位にシステインをもつタンパク質は次亜塩素酸により急速に不活化される。これらのタンパク質にはグルタチオン（細胞内の主たる抗酸化物質）と，一酸化窒素合成酵素（一酸化窒素の源）が含まれる[21]。これらのタンパク質の不活化により，炎症状態における酸化傷害のリスクは非常に大きくなる。

炎症性 ROS と疾患

炎症性反応における ROS の多様な関与について**表 9.2** にまとめる。ROS が炎症反応の不可欠な特徴であることや，炎症の有益な作用（すなわち，抗菌作用）と有害な作用（すなわち，組織損傷）の両方で重要な役割を担っていることは明らかであろう。これは，ROS は，**表 9.1** に示したような炎症に関連する疾患の多くに関与していることを意味してい

表 9.2　炎症反応における ROS の関与

構成要素	ROS の関与
好中球活性化	呼吸バーストは ROS 産生だけに関与する
内皮への白血球の接着	NOX により産生される ROS によって促進
内皮を越える白血球の動き	NOX により産生される ROS によって促進
微生物殺菌	ヒドロキシルラジカルと次亜塩素酸は殺菌性
細胞外マトリックス傷害	主な要因は，ミエロペルオキシダーゼ，次亜塩素酸，ペルオキシナイトライト
炎症性痛	スーパーオキシドラジカルの主要な役割
炎症性細胞傷害	ヒドロキシルラジカルと次亜塩素酸による酸化傷害

NOX：NADPH オキシダーゼ，ROS：活性酸素種

る。以下の例から，"炎症性 ROS"が，現代において最も多くそして致
死的な状況に関与していることが明らかになる。

▌心血管系疾患

心血管系疾患は先進国において重要な健康上の懸案事項であり，長年に
わたり米国における第一の死因となっている[22]。炎症性 ROS は，心血
管系疾患すべてに関与している。

▶動脈硬化

心血管疾患の源は動脈硬化であり，好中球とマクロファージが血管の内
膜下隙に浸潤することで起こる慢性炎症性状態である[23]。この過程に
は，低比重リポタンパク質(LDL)が関与している。LDL は，コレステ
ロールの輸送体であり，50％のコレステロールと 25％のタンパク質(ア
ポリポタンパク質と呼ばれる)，25％のリン脂質でできている。循環中
の LDL 濃度と冠動脈疾患のリスクに関係があることは証明されてい
る[24]が，本来の LDL は問題ではない。内膜下隙に蓄積した LDL は，活
性化された好中球が作る次亜塩素酸により酸化される[25]。酸化された
LDL は細胞毒性をもち，マクロファージに取り込まれ，アテロームの
特徴である"泡沫細胞 foam cell"となる[26]。酸化された，あるいは
"アテローム形成性の"LDL は白血球の遊走を促進し，さらに局所炎症
を永続させる。動脈硬化における ROS の関与は，ヒトのアテロームに
おいてミエロペルオキシダーゼ(MPO)が触媒として活動することと，
MPO が進行したアテロームプラークにより多く存在していることから
確認される[21]。

　動脈硬化をめぐる物語には，高比重リポタンパク質(HDL)の話も欠
かせない。HDL は LDL よりも小さく，よりコンパクトなコレステロー
ルの移送体(運搬体)である。コレステロールを組織に蓄積させる LDL
と異なり，HDL はコレステロールを除去し，肝臓に運び返す。この活
動により HDL は動脈硬化に対して保護的な役目を果たしており，HDL
濃度と冠動脈疾患のリスクには逆相関がある[27]。しかし，HDL は(主と

して次亜塩素酸により）酸化され，酸化された HDL はコレステロールを除去する能力を失い，もはや動脈硬化の保護効果をもたなくなる[21, 27]。

▶冠動脈疾患

動脈硬化における ROS の関与は，冠動脈疾患においても確かな役割を果たしている。多くの研究が，アテロームプラークにおける MPO と次亜塩素酸の存在を，冠動脈病変部に認めることを報告している[21]。さらに，血漿の MPO 濃度と，冠動脈疾患の存在や重症度とは直接的相関があり[21, 28]，胸痛のある高リスク患者では，血漿 MPO 濃度から，その後 6 か月間の有害心イベントの可能性を予測できる[29]。炎症性 ROS はプラーク破裂（急性心筋梗塞の重大イベント）にも関与しており，剖検では，プラーク破裂部に多くの MPO が認められる[21]。

▶リモデリング

急性心筋梗塞に続いて複雑な解剖学的そして構造的変化（"リモデリング" として知られる）が起こり，心機能が変化するが，この過程には炎症性 ROS が関与している[21]。MPO が欠損する MPO ノックアウトマウスでは，対照群と比較し，心筋梗塞数週間後の心室機能不全の程度が弱い[30]。急性心筋梗塞後に MPO 阻害薬を毎日投与すると，3 週間後の心室機能が改善することが動物実験で示されている（**図 9.3** 参照）[31]。

▶コメント

心血管系疾患の治療はしばしば疾患により起こる結果に焦点が当てられる。例えば，うっ血性心不全の治療では，静脈うっ滞に対する利尿薬投与や，心拍出量増加のための血管拡張が，高血圧治療では血圧降下などが行われる。これらの治療は疾患による合併症を減少させるかもしれないが，疾患そのものには影響しない。冠動脈疾患と，心筋梗塞後の心機能低下における炎症性 ROS の役割は，疾患の過程を標的とした抗酸化治療の機会を提供する。しかし，このアプローチは注目されてこなかった。例えば，冠動脈疾患における MPO 阻害薬の有用な効果は，本書が出版される 15 年前には認識されていた[32]し，**図 9.3** に示す MPO 阻害

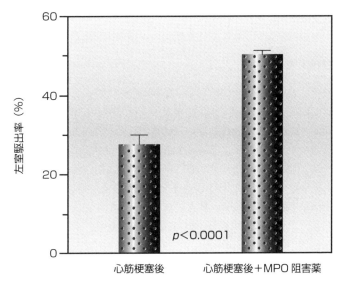

図 9.3　ミエロペルオキシダーゼ(MPO)阻害薬で治療された実験動物
と治療されない対照群での急性冠動脈閉塞 3 週間後の左室駆出率。バー
の高さは平均値，クロスバーは標準誤差を示す。データは文献 31 より。

の有望な結果は，5 年以上も前に発表されているが，臨床研究における
MPO 阻害薬の評価に対する興味はかき立てられていない。酸化ストレ
スに焦点を当てた治療の潜在的な有用性については，確かに根拠があ
る。

■ 敗血症

敗血症(生命に危険を及ぼす臓器機能不全を起こす感染症に対する制御
されない宿主反応，と定義)は，健康上の世界的な問題であり[33]，敗血
症における多臓器不全は，持続するあるいは進行する全身炎症によ
る[34]。いくつかの研究で重症敗血症における酸化傷害の証拠が示されて
おり[35~37]，酸化傷害の程度は，**図 9.4** に示すように，致死的な結果と

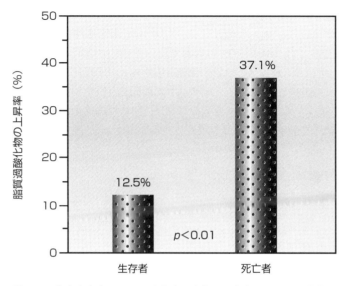

図 9.4　集中治療室において敗血症で生存した患者と死亡した患者での脂質過酸化物の上昇の比較。データは文献 36 より。

直接関係している[36]。進行した敗血症における抗酸化物質枯渇により酸化組織傷害のリスクが増大するという証拠もある[37]。

　敗血症に関連する臓器不全において炎症性 ROS が関係している証拠は豊富にあるが，これらの状態において抗酸化物質を使用することに対する熱意はほとんどない。有用性が示唆された抗酸化物質を使用した実験的研究の結果は一致していない[38, 39]が，これらの研究には重大な欠点がある（これらの欠点に関する議論は第 12 章参照。）

まとめ

表 9.2 にまとめたように，活性酸素種（ROS）は，炎症の有益な効果（すなわち，貪食による殺菌）と，その有害な効果（すなわち，組織傷害）な

どをはじめとする炎症反応のいくつかの側面に関係している。炎症性組織傷害における ROS の関与については，病的組織損傷が炎症によるとされる多くの疾患で ROS が役割を担っていることは確実である（**図9.1** 参照）。これは，心血管系疾患と敗血症という現代における最も重大な二つの疾患における ROS の関与で脚光を浴びた。多くの臨床的疾患で ROS が果たしている重要な役割は，いまだに受入れられていない抗酸化物質治療を試す機会となるだろう。

■文　献

1. Turk JL. Inflammation: John Hunter's A Treatise on the Blood, Inflammation, and Gun-shot Wounds. Int J Exp Path 1994; 75:385-395.
2. Mittal M, Siddiqui MR, Tran K, et al. Reactive oxygen species in inflammation and tissue injury. Antiox Redox Signal 2014; 20:1126-1167.
3. Hurst JK, Barrette WC. Leukocyte oxygen activation and microbicidal oxidative toxins. Crit Rev Biochem Molec Biol 1989; 24:271-328.
4. Andrews S, Norton I, Salunkhe AS, et al. Control of iron metabolism in bacteria. In: Banci L, ed. Metallomics and the Cell. New York: Springer, 2013:203-239.
5. Kohanski MA, Dwyer DJ, Hayete B, et al. A common mechanism of cellular death induced by bactericidal antibiotics. Cell 2007; 130:797-810.
6. Winkelstein JA, Marino MC, Johnston RB et al. Chronic granulomatous disease. Report on a national registry of 368 patients. Medicine(Baltimore)2000; 79:155-169.
7. Kuhns DB, Alvord G, Heller T, et al. Residual NADPH oxidase and survival in chronic granulomatous disease. N Engl J Med 2010; 363:2600-2610.
8. Halliwell B, Gutteridge JMC. Redox chemistry: the essentials. In: Free Radicals in Biology and Medicine. 5th ed, Oxford: Oxford University Press, 2015:30-76.
9. Montezano AC, Touyz RM. Reactive oxygen species and endothelial function-role of nitric oxide synthase uncoupling and Nox family nicotinamide adenine dinucleotide phosphate oxidases. Basic Clin Pharmacol Toxicol 2011; 110:87-94.
10. Radi R. Oxygen radicals, nitric oxide, and peroxynitrite: Redox pathways in molecular medicine. Proc Nat Acad Sci 2018; 115:5839-5848.
11. Huet O, Obata R, Aubron C, et al. Plasma-induced endothelial oxidative stress is related to the severity of septic shock. Crit Care Med 2007; 35:821-826.
12. Huet O, Cherreau C, Nicco C, et al. Pivotal role of glutathione depletion in plasma-induced endothelial oxidant stress during sepsis. Crit Care Med 2008; 36:2328-2334.
13. Chuang CY, Degendorfer G, Davies MJ. Oxidation and modification of extracellular

matrix and its role in disease. Free Rad Res 2014; 48:970-989.

14. Halliwell H, Gutteridge JMC. The antioxidants in human extracellular fluids. Arch Biochem Biophys 1990; 280:1-8.

15. Smith MA, Harris PLR, Sayre LM, et al. Widespread peroxynitrite-mediated damage in Alzheimer's disease. J Neurosci 1997; 17:2653-2657.

16. Good PF, Hsu A, Werner P, et al. Protein nitration in Parkinson's disease. J Neuropath Exp Neurol 1998; 57:338-342.

17. Cai H, Chuang CY, Hawkins CL, Davies MJ. Binding of myeloperoxidase to the extracellular matrix of smooth muscle cells and subsequent matrix modification. Sci Rep 2020; 10:666.

18. Wang Z-Q, Porreca F, Cuzzocrea S, et al. A newly identified role for superoxide in inflammatory pain. J Pharmacol Exp Therap 2004; 309:869-878.

19. MacMillan-Crow LA, Cruthirds DL. Manganese superoxide dismutase in disease. Free Radic Res 2001; 34:325-326.

20. Goldblum SE, Cohen DA, Jay M, McClain CJ. Interleukin 1-induced depression of iron and zinc: Role of granulocyte and lactoferrin. Am J Physiol 1987; 252:E27-E32.

21. Ndrepepa G. Myeloperoxidase-A bridge linking inflammation and oxidative stress with cardiovascular disease. Clin Chim Acta 2019; 493:36-51.

22. Kochanek KD, Xu J, Arias E. Mortality in the United States, 2019. NCHS data brief, No. 395, December 2020.（Available at www.cdc.gov/nchs）

23. Swirski FK, Nahrendorf M. Leukocyte behavior in atherosclerosis, myocardial infarction, and heart failure. Science 2013; 339:161-166.

24. MRC/BHF Heart Protection Study of cholesterol lowering with simvastatin in 20,536 high-risk individuals: a randomized placebo-controlled trial. Lancet 2002; 360:7-22.

25. Daugherty A, Dunn JL, Rateri DL, Heinecke JW. Myeloperoxidase: a catalyst for lipoprotein oxidation, is expressed in human atherosclerotic lesions. J Clin Invest 1994; 94:437-444.

26. Steinberg D, Parthasarathy S, Carew TE, et al. Beyond cholesterol. Modifications of low-density lipoprotein that increase its atherogenicity. N Engl J Med 1989; 320:915-924.

27. Rye KA, Barter PJ. Cardioprotective functions of HDL. J Lipid Res 2014; 55:168-179.

28. Teng N, Maghzal GJ, Talib J, et al. The roles of myeloperoxidase in coronary artery disease and its potential implication in plaque rupture. Redox Report 2017; 22:51-73.

29. Brennan M-L, Penn MS, Van Lente F, et al. Prognostic value of myeloperoxidase in patients with chest pain. N Engl J Med 2003; 349:1595-1604.

30. Vasilyev N, Williams T, Brennan M-L, et al. Myeloperoxidase-generated oxidants modulate left ventricular remodeling but not infarct size after myocardial infarction. Circulation 2005; 112:2812-20.

31. Ali M, Pulli B, Courties G, et al. Myeloperoxidase inhibition improves ventricular function and remodeling after experimental myocardial infarction. JACC: Basic Trans

Sci 2016; 1:633–643.

32. Malle E, Furtmuller PG, Sattler W, Obinger. Myeloperoxidase: a target for new drug development? Br J Pharmacol 2007; 152:838–854.

33. Reinhart K, Daniels R, Kissoon N, et al. Recognizing sepsis as a global health priority. N Engl J Med 2017; 377:414–417.

34. Pinsky MR, Matuschak GM. Multiple systems organ failure: failure of host defense mechanisms. Crit Care Clin 1989; 5:199–220.

35. Ware L, Fessel JP, May AK, Roberts II LJ. Plasma biomarkers of oxidant stress and development of organ failure in severe sepsis. Shock 2011; 36:12–17.

36. Motoyama T, Okamoto K, Kukita I, et al. Possible role of increased oxidant stress in multiple organ failure after systemic inflammatory response syndrome. Crit Care Med 2003; 31:1048–1052.

37. Goode HF, Cowley HC, Walker BE, et al. Decreased antioxidant status and increased lipid peroxidation in patients with septic shock and secondary organ dysfunction. Crit Care Med 1995; 23:646–651.

38. Marik PE, Khangoora V, Rivera R, et al. Hydrocortisone, vitamin C, and thiamine for the treatment of severe sepsis and septic shock: A retrospective before–after study. Chest 2017; 151:1229–1238.

39. Hwang SY, Ryoo SM, Park JE, et al. Combination therapy of vitamin C and thiamine for septic shock: a multi–centre, double–blinded randomized, controlled study. Intensive Care Med 2020; 46:2015–2025.

10

酸素と電離放射線との
共通点は何か？

「核放射線に曝露されることによる生物学的効果が，
酸素を吸入することで起こる生物学的効果が同じであると仮定しよう。」
ジェームズ・ラブロック[1]

一見すると，生命を維持するガス（すなわち，酸素）と，チェルノブイリ原子力発電所事故での惨事（すなわち，電離放射線）との間には共通点はないようにみえる。しかし，よくみると，これら二つの本体は，多くの点で共通した特徴をもっていることがわかる。まず，どちらもエネルギー源である。すなわち，電離放射線は星を輝かせ，宇宙に力を与え，酸素は地球上のほとんどの生命体に力を与える。さらに加えて，どちらも原子あるいは分子から電子を奪い（酸素は化学反応を介して，電離放射線はエネルギーパルスを介して），そのことにより，膜脂質やDNA，細胞タンパク質など細胞の重要な構成要素を破壊する。そして最後に，酸素と電離放射線の共通する特徴は，冒頭の引用にある。すなわち，酸素による場合と同じように，**活性酸素種（ROS）は電離放射線の傷害効果の主たる原因である**という仮定の検証にある。本章では，後者について主たる焦点を当てる。この主題は限定された範囲のものではあるが，酸素の破壊的性質に光を当てるので，本章で触れる。

放射線の初期の歴史

19世紀後半は，科学や産業における活動が非常に活発な時期であり，原子より小さな粒子や，X線，放射能などの発見と合わせて，電灯，電話，自動車などが発明された。放射線科学の誕生は，ヴィルヘルム・レントゲン Wilhelm Röntgen が，陰極線管（ブラウン管）が紙や，厚紙，人間の肉まで透過する不思議な“X線”を発しているだろうことを発見した1895年11月のことになる。4か月後（1896年3月），フランスの物理学者であるアンリ・ベクレル Henri Becquerel が，ウラニウム塩が，同様の透過線を自然放出していることを報告した。ベクレルの研究助手であったピエール Pierre は，ポーランドの科学者であるマリ・キューリー Marie Curie と結婚した。ウラニウム発見の2年後（1898年）に，キューリー夫妻は，ウラニウムの100万倍の透過力をもつ線を放つラジウムを発見した。キューリー夫妻は，ウラニウムとラジウムから発せられる透過線が，周囲の空気を“イオン化”し，電気を伝導することも観察した。マリ・キューリーは，この“電離放射線”を，**放射能**と命名した。

　電離放射線の有害効果は，ベクレルもキューリー夫妻自身も経験した。アンリ・ベクレルは，ベストのポケットに入れたラジウムの入った瓶で皮膚熱傷を起こし，キューリー夫妻は，ラジウムサンプルを取り扱うことにより指に有痛性の熱傷障害を起こした。これらの熱傷は，有痛性の潰瘍性病変であり，軽快はせず，進行する傾向にあった（当たり前のことだ。彼らが扱っていたラジウムアイソトープの半減期は1,600年である）。ラジウムの有害作用の可能性を認識したピエール・キューリーは，1903年のノーベル物理学賞の受諾スピーチで次のように語っている。

　　ラジウムが犯罪者の手に渡れば，非常に危険なものとなる可能性があると考えられる[2]。

（この声明は“犯罪者”ではなく，“軍隊の”あるいは“政治的“という

言葉を用いていれば，より先見の明があったといえるかもしれない。こ
れらの言葉は，時に交換可能ではあるが。)

■一般市民のもっていた誤った認識

20 世紀になろうとする頃，放射性元素に曝露すると組織傷害が起こる
証拠が報告され，ラジウムは皮膚における異常な成長を根絶するかにつ
いて調べられてきた。しかし，20 世紀初頭において，ラジウムは，加
齢はもちろんのこと，多くの疾患を治癒する能力をもつ奇跡の物質（"液
体の日光"と呼ばれていた）であると広く信じられていた（図 10.1 参
照）。1914 年，全米医師会 American Medical Association は，ラジウム
を新しい治療法のリストに載せ，米国でラジウムは回春水や皮膚クリー
ム，石鹸から，性欲を刺激するための局部サポーター（Radio-endocri-
nator）などとして容易に入手できた。ラジウムの 1917 年の価格は 1 g
12 万ドルであり，今日の金額にすれば約 220 万ドルに相当するほど高
額であったので，これらの製品の多くは実際にはラジウムを含有しては
いなかったであろう。しかし，ドイツでは，ラジウムを豊富に含む歯磨
き粉が実験的に使用され，中性子が発見された[3]。

■ラジウムガール

ラジウムに人気があった時代，ラジウムは，軍用器具や時計板の数字や
ダイアルを光らせるのに用いられていた。ラジウムは細いラクダの毛の
筆を用いて塗料として塗られ，その仕事をしていた若い女性たちは"ラ
ジウムガール"として知られている[4]。ラジウムを含む塗料を正確に塗
るために，唇で湿らせブラシの先端をとがらせていた。当時，ラジウム
は安全だと考えられていたので，この"唇で筆先を整えること（lip
pointing）"に対してレッドカードが示されることはなかった。トラブ
ルの最初の兆候は，1921 年に，ラジウムガールの一人が，激しい下顎
の痛みと，口腔粘膜の潰瘍を起こしたときである。この症状は急激に進
行し，数か月のうちに下顎全体が壊死を起こし，膿瘍となった。下顎骨

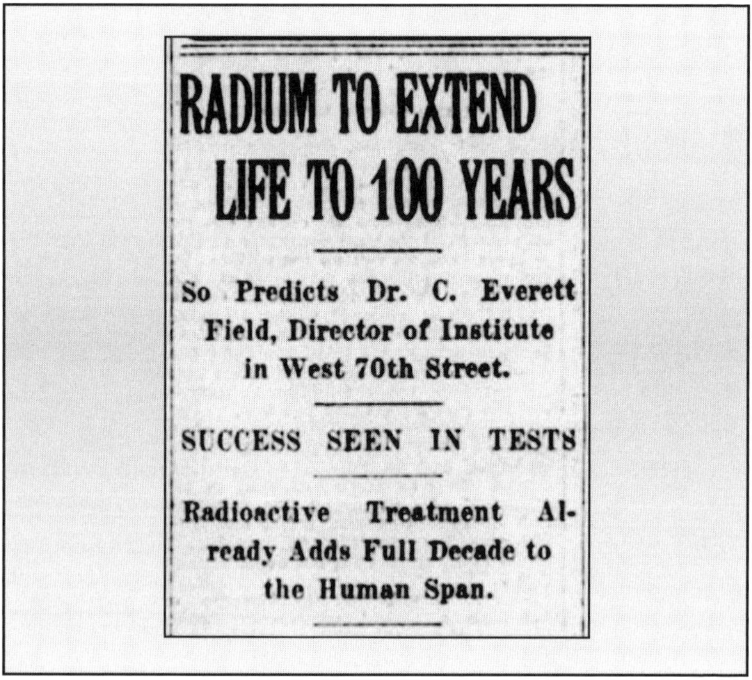

RADIUM TO EXTEND LIFE TO 100 YEARS

So Predicts Dr. C. Everett Field, Director of Institute in West 70th Street.

SUCCESS SEEN IN TESTS

Radioactive Treatment Already Adds Full Decade to the Human Span.

図 10.1 1921 年 11 月 14 日付けのニューヨークヘラルド紙のトップページの記事の見出し。このような主張は，ラジウムによる細胞傷害の証拠があるにもかかわらず，奇蹟の健康補助具としてのラジウム人気を牽引した。

の壊死組織は彼女の口腔内に突出し，手術をすることもなく，下顎のすべてがなくなった。多くの歯科医や医師が診たが，決定的な診断をつけることができなかった。最初の症状が出現してから 11 か月後，下顎壊死は内頸静脈にまず浸潤し，この 24 歳のラジウムガールは口腔内への大出血により死亡した。

1925 年までに 50 人ものラジウムガールが同様の状態になり，その年にラジウムが原因であるという報告がなされた。しかし，ほとんど注目されず，ラジウムは，一般市民が容易に使用できる状態が続いた。案の

定，著名人の死亡によりはじめて警告が発せられた。製鉄業界の大物であるエベン・バイヤーズ Eben Byers は，医師に処方された放射性強壮薬（ラディトール Radiothor）を何千本も飲んだことで，進行性の下顎壊死を起こして 1931 年に死亡した。注目を浴びた彼の死の直後，連邦取引委員会 Federal Trade Commission は，ラディトールに対し法的に "販売停止命令" を出し，これによりラジウム業界の没落が始まった。政府機関が，ラジウムガールは職場におけるラジウム曝露の被害者であると公式に認定するまで，さらに 6 年の歳月を要した。ほとんどのラジウムガールはその頃までには死亡していたが，彼女らの物語は，職業安全衛生管理局 Occupational Safety and Health Administration 設立のきっかけとなった。

▶コメント

前述の一昔前の顛末が興味深いということは別にしても，放射線の有害効果に対する長きにわたる（30〜40 年も続いた）認識の欠如と無視は，今日の酸素のおかれた状況とそれほど変わらないということを含んでいる。一般市民は，抗酸化物質を貪欲に摂取し，食物をラップフィルムで包んだり，密閉した容器に入れて，酸素の傷害効果から守っているというのに，酸素の有害性について，はっきり言って，気づいていない。酸素投与を受けている患者から採取した 10 万人以上の血液サンプルの調査によって，サンプルの 75% で動脈血酸素分圧が非常に高かった[5] ことから，医学界においても酸素の毒性が無視されていることがうかがえる。

共通のメカニズム

酸素と同様に，電離放射線は分子から電子を除去し，細胞の重要な構成要素（つまり，膜脂質や DNA，細胞タンパク質）を破壊し傷害を与える。DNA 分子の傷害は，放射線傷害の研究で注目され，その傷害は酸化ストレス（第 8 章で述べた）に非常に似通っている。一つの例外は，放

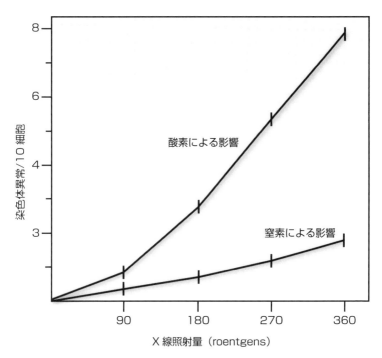

図 10.2 酸素の有無で放射線に曝露したムラサキツユクサの染色体異常への X 線照射量の増加による効果。データは文献 7 より。

射線傷害が大規模に起きる傾向があり，より修復が困難であるということである[6]。

放射線増感剤としての酸素

初期の観察で，放射線で起こる DNA 傷害は，酸素があるとはるかに大きくなることが示されている。酸素の有無により変化する X 線照射の植物花粉の染色体異常への影響について，**図 10.2** に示した[7]。この酸素の"放射線増感剤"としての効果は，悪性腫瘍治療における放射線治

療の効果に重要な役割を果たしている。通常，腫瘍の増殖は，でたらめ
な血管分布により腫瘍内に虚血領域を伴っており，これらの領域は，十
分に酸素化された部位よりも３倍もの放射線治療に対する抵抗性があ
る[8]。腫瘍の酸素化を改善するために(放射線感受性増大を促進するた
め)100％酸素を吸入させたり，血管拡張薬を投与したり，赤血球輸血を
する試みはあまり成功していない。

▶活性酸素種(ROS)

酸素と電離放射線の相乗効果に基づいて，1954年のランドマークとな
る研究[9]は，放射線と酸素の傷害効果は，ROS を産生するという共通の
作用メカニズムをもっていると提案した。電離放射線には，小分子を分
解する能力があることはよく知られているが，これは，光合成の最初の
ステップである。(第７章を参照。)この反応は**放射線分解**として知られ
ており，ヒドロキシルラジカル(OH•)を産生する。つまり，

$$H_2O + eV \longrightarrow H^+ + e^- + OH^• \tag{10.1}$$

(eV は，電子ボルトであり，核エネルギーの単位である)。ヒドロキシ
ルラジカルは，ミトコンドリアで酸素代謝により産生される ROS の一
つである。生化学分野において，最も強力な ROS であり，酸化による
細胞傷害で主要な原因と考えられている。(酸素化細胞傷害における
ROS とその役割の詳細については第８章参照。)ヒドロキシルラジカル
の産生は，放射線による DNA 損傷の主たる原因と考えられている[6,10]。
水は細胞の主たる構成物であり，放射線の最も豊富にあるターゲットで
あるため，このメカニズムのほうが直接的な DNA 損傷よりも可能性が
高い。

　生理的 pH で好気的な環境であれば，放射線分解により過酸化水素と
スーパーオキシドラジカルが産生される[10]。これは，酸素代謝とは逆の
反応の連鎖を放射線が開始し得ることを意味している。**ROS の産生は，
電離放射線と酸素が起こす傷害効果の共通メカニズムである**ことを**図
10.3** に示す[11]。電離放射線が ROS を産生する能力をもつことは次の
例で示される[10]。すなわち，α粒子の 3.2 MeV パルスは，約 2,000 個の

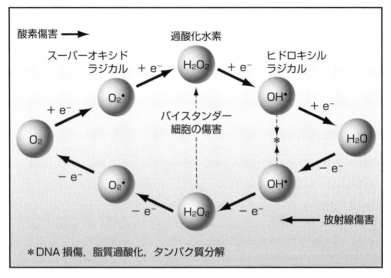

図 10.3　酸素と電離放射線の傷害効果における活性酸素種(ROS)の関与。文献 11 より。詳細は本文参照。

ROS を産生するが，これは，細胞核の ROS 濃度にすれば 19 nM に相当し，高度の酸化傷害を起こす濃度である。ROS 産生により，放射線照射を受けた細胞周囲の "バイスタンダー" 細胞も傷害を受ける[10]理由も説明できる。それは，放射線で産生された過酸化水素が，細胞から細胞へと自由に移動できるからである。

空気呼吸することのコスト

健常人の尿中に酸化された DNA 断片が存在することは，正常の好気的代謝においても酸化による DNA 損傷が低レベルで起きていることを示している。これらの酸化された残基の尿中排泄を測定することにより，毎日，何分子の DNA が酸化されるかを推定でき，標準的な体格の成人で毎日 5×10^{15} の DNA で起きるという研究がある[12]。同様の数の酸化

表 10.1 よく行われる手技の放射線量

状況	放射線量
胸部 X 線撮影	0.1 mSv
頭部 CT 撮影	2 mSv
頭部 CT(コントラスト)撮影	4 mSv
CT 血管造影(胸部)	10 mSv
1 年間の安全量[†]	≦50 mSv
1 年間の空気呼吸[*]	1,000 mSv

† 米国環境保護庁より。
* 詳細は本文参照。mSv：ミリシーベルト。

を起こすのに必要な放射線量は，1,000 ミリシーベルト(mSv)/yr と推定されている[1]。この放射線量の全体像をとらえるために，**表 10.1** に，よく行われる放射線手技に伴う放射線量と，安全と考えられている年間の放射線量を示す。1,000 mSv は 1 万回の胸部 X 線撮影と等量であり，放射線曝露の推奨される安全限界の 20 倍も高いことに注目してほしい。これは，**大気中の酸素を 1 年間呼吸することは，1 万回の胸部 X 線撮影と同じだけの放射線曝露を受けることに相当する！**という意味である。

抗酸化保護

1945 年の秋，広島と長崎への第二次大戦終末の原爆投下後 2 か月間にわたって，医師と看護師は共同で，生存者の調査を行った。彼らの診察は，中枢神経系や骨髄，消化管の傷害で特徴づけられる**急性放射線症候群** acute radiation syndrome(ARS)として今日知られる病態の基礎を作った[13]。放射線傷害における活性酸素種(ROS)の関与は，急性放射線症候群を予防したり，軽減したりする抗酸化物質使用の機会を作った。

現在，急性放射線症候群に対する抗酸化物質として認可されたものはないが，抗酸化物質により放射線保護が可能であることを示す数多くの研究があり，腫瘍学者は，放射線治療中には通常は抗酸化物質を避けることを推奨する。以下は，放射線傷害を軽減するのに有効であると証明されているいくつかの抗酸化物質である。（抗酸化物質は第 12 章で詳細に述べる。）

グルタチオン

電離放射線はスルフヒドリル(SH)基をもつタンパク質活性を抑制することが初期の研究[14]で示されたが，そのタンパク質の一つがトリペプチドであるグルタチオンであり，主たる細胞内抗酸化物質である。これらの研究により，グルタチオンを放射線保護薬として評価しようという動きが触発された。その結果を図 **10.4** に示す[15]。グルタチオン（放射線曝露の直前に単回皮下）投与をした場合，X 線への曝露線量を段階的に増加させて扱った実験用マウスの死亡率が低下したことを示している。このような有望な結果にもかかわらず，グルタチオンの体外からの投与には問題があった。（問題点については第 12 章で述べる。）しかし，グルタチオンの代替物が二つある。その一つが，アセトアミノフェン過量投与の治療でグルタチオン代替療法として成功している *N*-アセチルシステインである。もう一つの代替物については次に述べる。

アミホスチン

アミホスチンはプロドラッグで，血管内皮においてスルフヒドリル基を含む抗酸化物質（グルタチオンのように）に転換される。この抗酸化物質は独特で，正常組織では放射線保護作用をもつが，腫瘍組織では放射線保護作用をもたない（おそらく，腫瘍細胞における正常に機能しない血管分布による）ことであり[16]，そのために，放射線治療においてホストの正常組織を守るのに適している。現在，アミホスチンは，頭頸部がんに対して放射線治療を受ける患者の口腔内乾燥症の軽減のために用いる

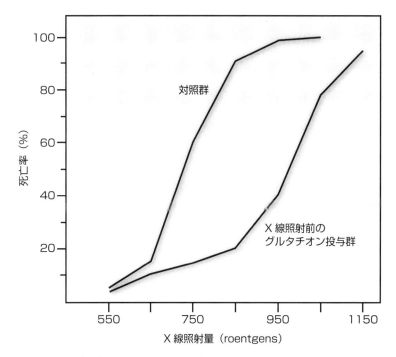

図10.4　X線照射量を増やしていった実験用マウスの曝露後28日での死亡率と抗酸化物質グルタチオン（照射直前に4mg/gを皮下投与）による事前の処置の効果。データは文献15より。

ことが認可されている。

■ビタミンE

ビタミンEは脂溶性抗酸化物質として機能する八つの天然由来のアイソフォームに属する。アイソフォームの一つである γ-トコトリエノールは，ヒト以外の霊長類の急性放射線症候群における血液および消化器傷害を抑制するのに有効であることが示されている[17]。しかし， γ-トコトリエノールが有効に作用するためには皮下注射しなければなら

ず[18]，現在，臨床で使用できるのは経口薬のみである。

まとめ

本章における主要ポイントを以下にまとめる。
1. 活性酸素種(ROS)は，電離放射線の傷害反応で主たる役割を果たしている。そのため，放射線傷害は，酸化ストレスの一形態と考えることができる。
2. 放射線傷害における ROS の関与は，抗酸化物質が放射線保護物質として作用する可能性を示している。
3. 酸化傷害と放射線傷害の類似性は，酸素の破壊的性質の証である。

■ 文　献

1. Lovelock J. The Ages of Gaia: A Biography of Our Living Earth. New York: W.W. Norton&Co, 1995:165.『ガイアの時代 地球生命圏の進化』（工作舎，1989 年）
2. Mould RF. Pierre Curie, 1859-1906. Curr Oncol 2007; 14:74-82.
3. Bodanis D. E=mc²: A Biography of the World's Most Famous Equation. New York: Berkley Books, 2001:96.
4. Moore K. Radium Girls. The Dark Story of America's Shining Women. Naperville, IL: Sourcebooks, Inc, 2017.
5. Helmerhorst HJF, Schultz MJ, van der Voort PHJ, et al. Self-reported attitudes versus actual practice of oxygen therapy by ICU physicians and nurses. Ann Intensive Care 2014; 4:23.
6. O'Neill P, Wardman P. Radiation chemistry comes before radiation biology. In J Radiat Biol 2009; 85:9-25.
7. Giles NH, Riley HP. The effect of oxygen on the frequency of X-ray induced chromosomal rearrangements in Tradescantia microspores. Proc Natl Acad Sci 1949; 35:640-646.
8. Rockwell S, Dobrucki IT, Kim EY, et al. Hypoxia and radiation therapy: Past history, ongoing research, and future promise. Curr Mol Med 2009; 9:442-458.
9. Gerschamn R, Gilbert DL, Nye SW, et al. Oxygen poisoning and x-irradiation, a mechanism in common. Science 1954; 119:623-626.
10. Azzam EI, Jay-Gerin J-P, Pain D. Ionizing radiation-induced metabolic oxidative stress and prolonged cell injury. Cancer Lett 2012; 327:48-60.

11. Lane N. Oxygen: The Molecule That Made The World. Oxford: Oxford University Press, 2002:112.

12. Shigenaga MK, Gimeno CJ, Ames BN. Urinary 8–hydroxy–2'–deoxyguanosine as a biological marker of in vivo oxidative DNA damage. Proc Natl Acad Sci 1989; 86:9697–9701.

13. Finch SC. Acute radiation syndrome. JAMA 1987; 258:664–667.

14. Barron ESG, Dickman SR. Studies on the mechanism of action of ionizing radiations. II. Inhibition of sulfhydryl enzymes by alpha, beta, and gamma rays. J Gen Physiol 1949; 32:595–605.

15. Chapman WH, Cronkite EP. Further studies of the beneficial effect of glutathione on X–irradiated mice. Proc Soc Exp Biol Med 1950; 75:318–322.

16. Kouvaris JR, Kouloulias VE, Vlahos L. Amifostine: the first selective–target and broad–spectrum radioprotector. Oncologist 2007; 12:738–747.

17. Singh VK, Kulkarni S, Fatanmi OO, et al. Radioprotective efficacy of gamma–tocotrienol in nonhuman primates. Radiat Res 2016; 185:285–298.

18. Singh VK, Hauer–Jensen M. γ–tocotrienol as a promising countermeasure for acute radiation syndrome: current status. Int J Molec Sci 2016; 17:663.

11

酸素は
エイジングを促進するか？

「人間というものは朽ちるものである。」
ジョン・ドライデン[A)]

エイジングの容赦ない進行は，機能の喪失，急性疾患や急性生理的スト
レスからの不十分な回復，加齢性疾患（例えば，動脈硬化）のリスクの増
大など，複雑で多様な様相を呈する。エイジングには，細胞レベルで
は，細胞の複製能力の喪失を起こすDNA分子の変異なども含んでい
る。酸化ストレスは，細胞レベルでエイジングを促進するとともに，加
齢性疾患において重要な役割も果たしている。以下は，エイジングと，
酸素およびその派生物である活性酸素種（ROS）の関与について簡単に
まとめる。

エイジングの細胞レベルの基礎

成人においては，**アポトーシス**として知られる遺伝子に制御された過程
により1日に最大700億もの細胞が死んでいる[1)]。この過程は，**p53**（数
字は，そのタンパク質の分子量を表す）として知られるタンパク質を活
性化する制御遺伝子がトリガーとなる。活性化されたp53遺伝子は，
ミトコンドリア膜を破壊し，シトクロムcが細胞質に放出され，すべて

の細胞の重要な構成要素をすばやく破壊する**カスパーゼ**として知られる
タンパク質分解酵素群を活性化させる[2]。その結果として起こる細胞破
壊は炎症反応を引き起こさず，そのことが壊死，"ネクローシス"（傷害
による細胞死）とは区別されるアポトーシスの特徴である。

█ 細胞シークエンス

アポトーシスで失われた細胞は，重要器官の量や機能を保持するために
置き換えられなければならない。この置換は，**細胞複製**により行われ
る。細胞は DNA を複製し，元の細胞とまったく同じレプリカになるよ
うに分裂する。しかし，細胞複製ができる回数には通常は 50〜70 回と
限りがある。これは，米国の解剖学者であり，この現象を 1961 年に初
めて報告したレナード・ヘイフリック Leonard Hayflick にちなみ**ヘイ
フリックの限界**として知られている[3]。ヘイフリックの限界に達する
と，細胞複製は永久に停止し，細胞は**分裂老化** replicative senescence
の段階に入る[4]。寿命に達した細胞は，エイジングを助長する二つの特
徴をもっている。第一は，これらの細胞はアポトーシスに抵抗性であ
り，"分裂しないがん細胞"と呼ばれる[5]。第二に，これらの細胞は慢性
的に軽度の炎症を起こす炎症性メディエータを放出し，これが，動脈硬
化[6]や骨関節炎[7]などの加齢性疾患を起こす牽引力となっている。この
タイプの年齢に関係する炎症には，**インフラメージング** inflammaging
というふざけた名前が与えられている[8]。

▶テロメア

細胞複製（ヘイフリック）の限界に達した細胞で起こる老化は，テロメア
の短縮に原因がある。テロメアは，染色体末端を保護的にカバーするヌ
クレオチドの反復配列をもつ構造である（靴ひもの先端を守るプラス
チックのようなものである）[9]。テロメアを合成するテロメラーゼは，
胎児のときだけ活性化している。その結果，出生後に繰り返される細胞
複製により，テロメアはどんどんと短縮し，ついには染色体末端が保護
されないままさらされ，細胞複製を停止させる **DNA 損傷反応**がトリ

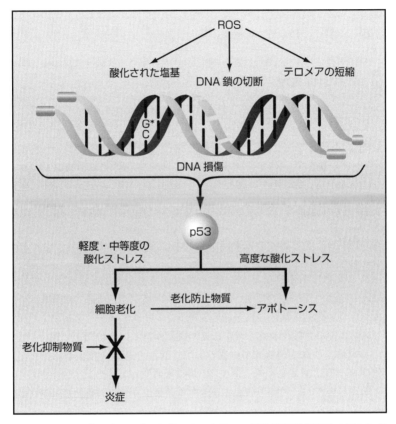

図 11.1　エイジングならびに加齢による疾患への活性酸素種(ROS)の関与に伴う経路。＊はグアニンがとりわけ酸化修飾を受けやすいことを示す。詳細は本文参照。

ガーされる。この反応には**図 11.1** に示す，アポトーシスに関与するp53 の活性化が絡んでおり，この場合は，活性化されたタンパク質が細胞老化を引き起こすシグナル経路をトリガーする。

　DNA 損傷反応は修復することができない DNA 分子の変異によりトリガーされるが，それは，遺伝的に欠陥がある細胞の複製を防ぐメカニ

ズムである。機能障害性の DNA 損傷反応により制限されない細胞複製
が起こるが，これは新生物成長の特徴である。

▌senotherapy

エイジング過程における細胞老化は，**senotherapeiutics** という新し
いエイジングへのアプローチを生み出した。これには，アポトーシスを
促進して細胞老化を起こした細胞を排除する**老化防止物質** senolytic
agent と，細胞老化に対する炎症反応を抑制する**老化抑制物質** senom-
orphic agent が含まれている[5, 10]。

▶老化防止物質

老化細胞はアポトーシスを遮断するタンパク質を発現するが，このタン
パク質を不活化する物質は，老化防止物質の第一世代である。よく用い
られる薬物であるアスピリンは senolytic（老化防止）効果をもつ[11]が，
ほとんどは，別の目的で用いられている。エイジングの動物実験モデル
における老化防止治療には寿命の延長やフレイルの減少，年齢により進
む認知機能低下速度を遅らせるなどの証拠があり，その効果に期待がも
てる[4, 5, 10]。これらの研究の結果として，2021 年現在，加齢性疾患の老
化防止治療に関する少なくとも 12 の臨床研究がある[5]。ほとんどのも
のが進行中だが，一つの研究の予備的な結果は，老化防止治療は糖尿病
性腎症をもつ患者における老化細胞の量を減少させることを示してい
る[12]。

▶老化抑制物質

老化細胞は炎症を促進するさまざまな物質（例えば，インターロイキン，
ケモカイン，タンパク質分解酵素）を分泌するが，老化抑制物質は，こ
れらの炎症誘発性 “セクレトーム secretome” の産生を抑制あるいは遮
断する。最もよく研究されている老化抑制物質はラパマイシンであり，
炎症誘発性セクレトームのエンジンである mTOR（mammalian target
of rapamycin）として知られるプロテインキナーゼを抑制する免疫抑制

薬である[13]。（この mTOR は，後で説明するように，カロリー制限による寿命延長にも関与している。）

エイジングのフリーラジカル説

さまざまな動物種における寿命の研究から，最長寿命と質量単位当たりの基礎代謝率（BMR）（"mass-specific metabolic rate" として知られている）とは逆相関があることが示された[14]。BMR（質量単位当たり）が高いほど，その種の寿命は短くなる。この関係は，実験用マウスとヒトの比較でも示されている。すなわち，マウスの安静時代謝率は約 220 kcal/kg/day であり，最長寿命は 3〜4 年であるのに対し，ヒトの安静時代謝率は約 20 kcal/kg/day であり，最長寿命は 110〜120 年である。（**注意**：ヒトで報告されている最長寿命はフランス人女性のジャンヌ・カルマン Jeanne Calment の 122 年 164 日で，1997 年に亡くなった[15]。興味深いのは，ジャンヌは 96 年間喫煙し，決して運動せず，1 週間に約 1 kg ものチョコレートを食べていた！ということである。）

　代謝率の寿命に対するネガティブな影響は，代謝で産生される一つあるいは複数の産物がエイジングに関与していることを示しており，1956 年に発表されたランドマークとなる論文[16]では，活性酸素種（ROS）がエイジングを促進する代謝産物であると提案している。この論文の著者は化学者で（つい先頃医学校を卒業したばかり），その名はデナム・ハーマン Denham Harman，彼はシェル石油会社で石油製品におけるフリーラジカル反応について研究をしていた。彼は，エイジングは，好気的代謝で産生される ROS によるダメージの蓄積により起こる細胞機能の徐々なる低下であると提案した。これは，**エイジングのフリーラジカル説**（ROS は常にフリーラジカルではないので，これは誤った命名だが）といわれており，酸素とその同族種が破壊を起こす可能性について医学論文で初めて言及したものである。

▌メカニズム

ROS は DNA 損傷反応をトリガーし得る三つの作用をもっており，エイジングにかかわる細胞過程を促進する[17〜19]。**図 11.1** に示すように，これらの作用は DNA 鎖の切断，ヌクレオチド塩基（特にグアニン）の酸化修飾とテロメアの短縮である。酸化による DNA 損傷はエイジングに伴って増加するが，正常な代謝では，これらの作用は（DNA 修復メカニズムにより）ほとんど重大な結果を起こすことはないだろう[19]。しかし，ROS 活性が高くなった状態（例えば，酸化ストレス）では，ROS による DNA 損傷は，細胞老化あるいはアポトーシスのトリガーとなる。p53 タンパク質は，酸化ストレスに対する反応を制御する[20]が，高度な酸化ストレス（例えば，放射線）では，p53 はアポトーシスを開始させ，高度に傷害された細胞を除去する。

▶加齢性疾患

細胞レベルによるエイジングを促進することに加え，酸化ストレスは加齢性疾患を促進する。それは，慢性的な軽度炎症がこれらの疾患では重要な役割を果たすことと，第 9 章で述べたように，ROS が炎症反応の重要な構成要素であるためである。

　酸化ストレスに関連するいくつかの加齢性疾患を**表 11.1** にまとめた。（どのようにして ROS が心血管系疾患に関与するかについては第 9 章参照。）

▌コメント

酸化ストレスがエイジングを助長することを示唆する豊富な証拠があるにもかかわらず，エイジングのフリーラジカル説は，近年は人気がなくなってきた。これは，主に抗酸化治療が加齢性疾患の進行を確実に止めないという研究結果による[21, 22]。しかし，これまで実施されてきた抗酸化治療に関しては，以下のような問題点がある。抗酸化物質の不適切な選択や不十分な治療期間（つまり，加齢性疾患に対する効果が表れるま

表 11.1　酸化ストレスに関連する加齢性疾患

器官	疾患
脳	アルツハイマー病
	パーキンソン病
目	白内障
	黄斑変性症
心血管	粥状硬化症
	高血圧症
	虚血性脳卒中
	冠動脈疾患
	腎血管性疾患
肺	慢性閉塞性肺疾患（COPD）
内分泌	糖尿病（2型）
	糖尿病性細小血管症
	肥満
骨関節	骨粗鬆症
	変形性関節症

でには何年もかかる），適切な投与量に関するガイドラインの欠如，体外から投与した抗酸化物質の生体内利用率が限られていることなどである。多くの疾患に対する有効な治療法がないことは，その疾患の存在を否定するものではないように，抗酸化治療が失敗したからといってエイジングにおける酸化ストレスの重要性を否定しないほうがいい。

　しかしながら，エイジングのフリーラジカル説には修正が必要である。元々の理論では，エイジングの誘因は日々の"正常"な代謝に伴うROSの産生により蓄積された損傷であるとした。しかし，ROSのエイジングへの関与は，急性の疾患（感染など）や外傷，毒性薬物やアルコールの摂取，生理的ストレス（睡眠不足，激しい運動など），精神的ストレ

ス（不安など）で起こるような激しい ROS 活性時（つまり，酸化ストレス）により生じやすいのである。

カロリー制限

代謝率が寿命にネガティブな影響を与えるようにみえること（前述した）により，アンチエイジング戦略としてカロリー制限が注目されるようになった。その後の動物実験で，日々の摂取カロリーを減少（たいていは40％）させると，寿命は延び，加齢性疾患の進行は妨げられるという確実な証拠が示された[23～25]。カロリー制限による寿命延長効果は，ほとんどが実験用マウスで示されたものだが，そのほかアカゲザルや魚，線虫，そして酵母までにもそのデータは出ている[24]。実験用マウスでは，日々のカロリー摂取を40％減少させると，寿命は50～60％延長する[19, 25]。ヒトにおける寿命延長の研究はないが（実施するのは困難だから），中年の人における長期にわたるカロリー制限（少なくとも3年間）は，動脈硬化のような加齢性疾患のリスクを大きく低下させるという証拠はある[26]。

▎メカニズム

カロリー制限による寿命延長は，**図 11.2** に示すように，酸化によるDNA 損傷の減少を伴っている[19]。この観察は，エイジングにおける酸化ストレスの役割を支持するものである[27]。しかし，カロリー制限のストーリーはもっと複雑なものである。つまり，カロリー制限による寿命延長の主たるメカニズムは，**サーチュイン** sirtuin として知られるタンパク質の活性化である[28]。哺乳類には七つのサーチュインが存在し，さまざまな寿命延長の機能をもつ。それには，エイジングにかかわる遺伝子の転写のサイレンシング，DNA 修復の促進，細胞老化の遅延，ミトコンドリアにおける ROS 産生の抑制などが含まれる[28, 29]。このようなカロリー制限による寿命延長は，酸化ストレス減少だけに帰するもので

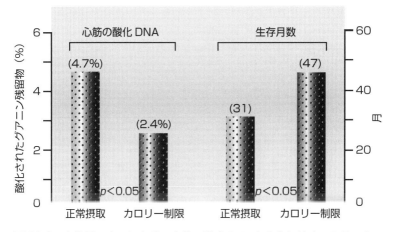

図 11.2　実験用マウスにおける心筋の酸化 DNA と寿命に対する 1 日のカロリー摂取量の 40% 減少の効果。酸化 DNA は，24 か月での心筋への酸化されたグアニン残留物の濃度であり，もともとのグアニンの標準的な濃度との関係を示す。数値はすべて平均値である。データは文献 19 より。

はない。

　サーテュインの発見は，サーテュインを活性化させたり，カロリー制限に似た寿命延長を起こす化学物質の探求へとつながった。これまでに発見された最も強力なサーテュイン活性化物質は，ブドウやブルーベリー，ラズベリーの皮に存在する天然のポリフェノールである**レスベラトール** resveratol である[30]。レスベラトールは，高カロリー食で飼育した実験用マウスの寿命を延長させることが示された（カロリー制限の効果に似る）[31]。さらにレスベラトールは脳内 β-アミロイド蓄積を変化させるため，アルツハイマー病患者にも有用かもしれない[32]。

▶フレンチパラドクス

レスベラトールによる寿命延長は，飽和脂肪酸をたっぷりと含む食事をとっているにもかかわらず，冠動脈疾患の死亡率が比較的低いというフレンチパラドクスについても説明できよう[33]。この観察は，フランスにお

いては赤ワインの消費量が他の国よりも多いということに起因する[33]。
これは，レスベラトールがこの現象の源であり，赤ワインの消費量が適
量（毎日 200 mL）であると，サーテュイン濃度が上昇するという最近の
報告と一致する[34]。

最長寿命

酸素の寿命に対するネガティブな影響は，空気を吸う生物（つまり，酸
素消費者）と樹木（つまり，酸素生産者）の最長寿命の比較から推論され
る。空気を吸入する生物にとって，最も長い寿命をもつのは，ホッキョ
ククジラの 211 年である[35]。それと比較して，カリフォルニア州のホワイ
イト山地，グレイト・ベイスンのブリストルコーンパインの樹齢は
5,062 年であり，ユタ州のフィッシュレイク国立森林公園にあるアメリ
カヤマナラシの樹齢は 8 万年にもなる[36]と推定されている。

まとめ

本章における重要なポイントを以下にまとめる。
　　活性酸素種（ROS）がエイジング過程に深くかかわっていることを示
唆する多くの証拠がある。エイジングに対する ROS の主たる関与は，
正常な毎日の代謝（エイジングのフリーラジカル説で唱えられた）におけ
る ROS 産生によるものではなく，むしろ ROS 活性が高まるとき，つ
まり酸化ストレスの時期によるものである。
　　酸化ストレスは，細胞レベルにおけるエイジングに関して以下のよう
な効果をもつ。促進されるテロメア短縮，DNA 鎖切断による DNA 損
傷，ヌクレオチド塩基の酸化による修飾などである。これら異常のそれ
ぞれが細胞死（アポトーシス），あるいは細胞複製の停止（細胞老化）など
を引き起こす "DNA 損傷反応" のトリガーとなり得る。
　　加齢性疾患進行の駆動力は老化細胞の蓄積にトリガーされる慢性の軽

度炎症であるため，酸化ストレスは加齢性疾患にも関与する。炎症における酸化ストレスの重要な役割（第9章で述べた）は，加齢性疾患の病態生理における役割を確実なものにする。

　最後に，エイジングにおける酸化ストレスの重要性は，抗酸化療法が加齢性疾患の進行を確実に変化させないことを示した研究のために，低く評価されてきた。しかし，抗酸化療法に関する研究には重大な欠点がある（例えば，外から投与した抗酸化物質の生体内利用率が限られている）ため，多くの疾患に対する有効な治療法がないことは，その疾患の存在を否定するものではないように，抗酸化療法の失敗は，エイジングにおける酸化ストレスの重要性を否定するものではない。

■ 文　献

A.　Dryden J. Mac Flecknoe, 1682.（First line of the poem.）
1.　Divan A, Royds JA. Molecular Biology: A Very Short Introduction. Oxford: Oxford University Press, 2016: 75.
2.　Alberts B, Johnson A, Lewis J, et al,（eds）. Molecular Biology of the Cell, 6th ed. New York: Garland Science, 2015:1014-1034.
3.　Hayflick L, Moorhead PS. The serial cultivation of human diploid cell strains. Exp Cell Res 1961; 25:585-561.
4.　Kirkland JL, Tchkonia T. Cellular senescence: a translational perspective. EBioMedicine 2017; 21:21-28.
5.　Robbins PD, Jurk D, Khosla S, et al. Senolytic drugs: Reducing senescent cell viability to extend health span. Annu Rev Pharmacol Toxicol 2021; 61:779-803.
6.　Childs BG, Baker DJ, Wijshake T, et al. Senescent intimal foam cells are deleterious at all stages of atherosclerosis. Science 2016; 354:472-477.
7.　Jeon OH, Kim C, Laberge R-M, et al. Local clearance of senescent cells attenuates the development of post-traumatic osteoarthritis and creates a pro-regenerative environment. Nat Med 2017; 23:775-781.
8.　Francheschi F, Garagnani P, Vitale G, et al. Inflammaging and 'garb-aging'. Trends Endocrinol Metab 2017; 28:199-212.
9.　Shay JW. Telomeres and ageing. Curr Opin Cell Biol 2018; 52:1-7.
10.　Shetty AK, Kodali M, Upadhya R, Madhu LN. Emerging anti-aging strategies-scientific basis and efficacy. Aging Dis 2018; 9:1165-1184.
11.　Feng M, Kim J, Field K, et al. Aspirin ameliorates the long-term adverse effects of doxorubicin through suppression of cellular senescence. FASEB Bioadv 2019; 1:579-

590.

12. Hickson LJ, Langhi Prata LGP, Bobart SA, et al. Senolytics decrease senescent cells in humans: preliminary report from a clinical trial of dasatinib plus quercetin in individuals with diabetic kidney disease. EBioMedicine 2019; 47:446-456.

13. Laberge R-M, Sun Y, Orjalo AV, et al. MTOR regulates the pro-tumorigenic senescence-associated secretory phenotype by promoting IL-1A translation. Nat Cell Biol 2015; 17:1049-1061.

14. Pearl R. The Rate of Living: Being an Account of Some Experimental Studies on the Biology of Life Duration. New York: A.A. Knopf, 1928.

15. West G. Scale. The Universal Laws of Life, Growth, and Death in Organisms, Cities, and Companies. New York: Penguin Books, 2017:177-189

16. Harman D. Aging: a theory based on free radical and radiation chemistry. J Gerontol 1956; 11:298-300.

17. Jan HJ, Hoeijmakers. DNA damage, aging, and cancer. New Engl J Med 2009; 361:1475-1485.

18. von Zglinicki T. Oxidative stress shortens telomeres. Trends Biochem Sci 2002; 27:339-344.

19. Hamilton ML, Van Remmen H, Drake JA, et al. Does oxidative damage to DNA increase with age? PNAS 2001; 98:10469-10474.

20. Beyfuss K, Hood DA. A systematic review of p53 regulation of oxidative stress in skeletal muscle. Redox Report 2018; 23:100-117.

21. da Costa JP, Vitorino R, Silva GM, et al. A synopsis on aging-theories, mechanisms, and future prospects. Ageing Res Rev 2016; 29:90-112.

22. Sadowska-Bartosz I, Bartosz G. Effect of antioxidants on aging and longevity. BioMed Res Internat 2014; Article ID 404680:1-17.

23. Sohal RS, Weindruch R. Oxidative stress, calorie restriction, and aging. Science 1996; 273:59-63.

24. Fontana L, Partridge L, Longo VD. Extending healthy life span-from yeast to humans. Science 2010; 328:321-326.

25. Walford RL. Maximum Life Span. New York: W.W. Norton&Co, 1983:98-113.

26. Fontana L, Meyer TE, Klein S, Holloszy JO. Long-term calorie restriction is highly effective in reducing the risk of atherosclerosis in humans. Proc Nat Acad Sci 2004; 101:6659-6663.

27. Gredilla R, Barja G. Minireview: the role of oxidative stress in relation to caloric restriction and longevity. Endocrinology 2005; 146:3713-3717.

28. Guarente L. Sirtuins, aging, and medicine. N Engl J Med 2011; 364:2235-2244.

29. Lee S-H, Lee J-H, Lee H-Y, Min K-J. Sirtuin signaling in cellular senescence and aging. BMB Rep 2019; 52:24-34.

30. Milne JC, Denu JM. The Sirtuin family: therapeutic targets to treat diseases of aging. Curr Opin Chem Biol 2008; 12:11-17.

31. Bauer JA, Pearson KJ, Price NL, et al. Resveratrol improves health and survival of

mice on a high-calorie diet. Nature 2006; 444:337–342.

32. Pasinetti GM, Wang J, Ho L, et al. Roles of resveratrol and other grape-derived poly-phenols in Alzheimer's disease prevention and treatment. Biochim Biophys Acta 2015; 1852:1202–1208.

33. Renaud S, de Lorgeril M. Wine, alcohol, platelets, and the French paradox. Lancet 1992 for coronary artery disease. Lancet 1992; 339:1523–1526.

34. Gambini J, Gimeno-Mallench L, Olaso-Gonzalez G, et al. Moderate red wine con-sumption increases the expression of longevity-associated genes in controlled human populations and extends lifespan in *Drosophila melanogaster*. Antiox 2021; 10:301.

35. www.futurelearn.com. Accessed 5/31/2021

36. www.livescience.com. Accessed 4/6/2019

12

私たちのからだは
死後なぜ分解するのか？

「エビデンスがないことは，存在しないことのエビデンスではない。」
カール・セーガン[A)]

　私たちは容赦なく有機的生命体を分解するガス（酸素）の中に常に漬かっている。（その証拠に，ジャガイモの皮をむいて薄切りにし，空気にさらしてみよう。ジャガイモが数分のうちに茶色く変色することに気づくだろう。それは，ジャガイモに含まれるデンプンが酸化を受けたからである。）私たちが死んだ瞬間，酸素の分解力は本格的に発揮され，私たちの体の分解が始まる。この最初の徴候は死臭であり，これは私たちのもつ多価不飽和脂肪酸の酸化的分解の表れであり，腐敗した食物が腐敗臭を発するのと同様の過程（"酸敗"）である。

　ヒトには，生きている間は，酸素（酸化）を寄せつけない二つの属性がある。その一つが，水性の内部であり，酸素の侵入に対する保護シールドとして機能する（第3章参照）。二つ目の（死ぬと機能を停止する）属性は，酵素やビタミン，還元剤など，酸化と戦う実質的な軍隊である。これらの化学種は，"抗酸化物質"と呼ばれ，その任務は，酸化傷害を遅らせたり，防いだり，私たちの内部から除去することである[1)]。本章では，最も多く研究されてきた抗酸化物質に関して，それらが何をするのか，もしそれらが欠乏したり欠陥があったりしたときに何が起こるかについて説明する。

注意事項：本章では，抗酸化保護に関する概説をするにすぎず，内因性抗酸化物質のすべてについて記載するものではないことを強調しておく。これをしようとしたら，本1冊分が必要であるし，しばしば見直しが必要である。（このテーマの範囲は，抗酸化物質に関してPubMed検索すると過去5年間に15万件，平均して年3万件の引用文献があることでわかるだろう。）

抗酸化物質の化学

ヒトのからだには，さまざまな保護方法をもつ強固な抗酸化保護システムと，それを実行する多種多様な化学種（抗酸化物質）が備わっている。このシステムの主な構成要素を**表12.1**にまとめる。以下に述べるの

表12.1　抗酸化保護の強固なシステム

方法	抗酸化物質
スーパーオキシドラジカルの除去	スーパーオキシドジスムターゼ
過酸化水素の除去	グルタチオンペルオキシダーゼ，グルタチオン，セレニウム*，ペルオキシレドキシン，チオレドキシン，カタラーゼ
脂質過酸化の抑制	α-トコフェロール，ユビキノール，尿酸塩
鉄の活性の抑制	トランスフェリン，ラクトフェリン，フェリチン，セルロプラスミン，ヘモペキシン，ハプトグロビン
ROSの不活化（スカベンジ）	アルブミン，アスコルビン酸，α-トコフェロール，β-カロテン，ビリルビン，グルタチオン，リポ酸，ペルオキシレドキシン，ピルビン酸，チオレドキシン，尿酸塩
抗酸化物質の再生	アスコルビン酸，グルタチオン，グルタチオン還元酵素，リポ酸，チオレドキシン還元酵素，チアミン*，ユビキノール

＊間接的効果。ROS：活性酸素種

は，主要な，最も研究された内因性抗酸化物質についてである。

■スーパーオキシドジスムターゼ

1968 年，デューク大学の生化学教室の 2 人のメンバー(ジョー・マッコード Joe McCord とアーウィン・フリドビッチ Irwin Fridovich)が赤血球において以下の反応を触媒する酵素を発見した[2]。

$$2O_2^{\bullet} + 2H^+ \longrightarrow H_2O_2 + O_2 \tag{12.1}$$

$O_2^{\bullet}$ はスーパーオキシドラジカルであり，H_2O_2 は過酸化水素である。これは"不均化"反応(すなわち，同じ化学種が酸化も還元もされる)であり，そのため，この酵素は**スーパーオキシドジスムターゼ** superoxide dismutase(SOD)と命名された。デューク大学の研究者たちは，スーパーオキシドラジカルを介してのアドレナリンからアデノクロームへの酸化を遮断することも発見した。これが，生物学的酸化を阻害する内因性物質，つまり抗酸化物質存在の最初の証拠であった。SOD の発見は，現在私たちが酸化ストレスについて知っていることの基礎ともいえるもので，ノーベル賞をまだ授与されていない現代生物学の最も重要な発見と引き合いに出されている[3]。

　SOD 酵素は，触媒する酸化と還元の合同反応を実行するために遷移金属を使用するメタロタンパク質である。SOD はミトコンドリアではマンガンを使用し(Mn-SOD)，細胞質と細胞外液では，銅と亜鉛をその活性化部位にもつ(Cu/Zn-SOD)。不均化反応は SOD なしに進行するが，SOD が存在するとその反応は瞬間的に行われる[1]。

▶抗酸化作用

抗酸化物質としての SOD の役割は，スーパーオキシドラジカルを除去する能力に基づいている(**図 12.1** 参照)。この役割の重要性は，実験用マウスにおける遺伝子操作の研究で示されている。Mn-SOD 欠損の動物は，わずか数週間しか生存できず，心臓や脳に高度の変性変化が起きる[4]が，Cu/Zn-SOD の発現レベルが増した動物では，酸化による肺

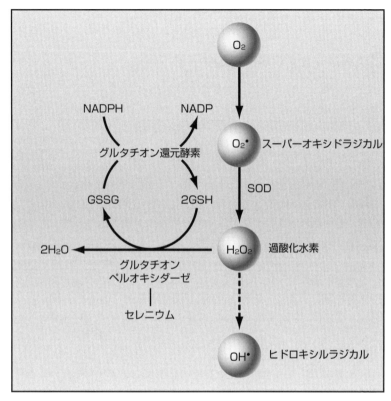

図 12.1　過酸化水素を水に還元するグルタチオン酸化還元システム。このシステムは，過酸化水素をヒドロキシルラジカルの産生にかかわらせずに抗酸化保護を行う。詳細は本文参照。GSH：還元型グルタチオン，GSSG：酸化型グルタチオン，SOD：スーパーオキシドジスムターゼ。

傷害に抵抗性を示した[5]。

　血液中の半減期が非常に短く（約 8 秒），細胞膜の通過が難しいことから，体外から投与した SOD の有効性には限界がある。これの欠点は，SOD をリボゾームに入れて運搬することにより克服できる[6]が，市販されているものはない。臨床的に使用できて効果のある "SOD 類似物"

開発の努力は 30 年という長い月日をかけて行われてきたが，作用の特異性が制限されているという問題に悩まされている[7]。抗酸化療法として SOD を使用することの最後の問題は，過酸化水素産生の増加が起こり得るという問題である。過酸化水素を除去するメカニズム（次に述べる）が障害されていたり欠損しているときには，実際には酸化傷害を促進し得るからである。

■ グルタチオン酸化還元システム

酸化による細胞傷害保護の主たるメカニズムの一つに，過酸化水素を直接水に還元することにより，高度に破壊的なヒドロキシルラジカルの産生をバイパスするというものがある。（どのように過酸化水素が酸化による細胞傷害を促進するかについては第 8 章参照。）多くの酵素が，この反応を促進する（**表 12.1** 参照）が，この中で最も効果的なのは，スルフヒドリル（SH）基をもつ分子であるグルタチオンを電子ドナーとして用い，過酸化水素を水に還元する**グルタチオンペルオキシダーゼ**である。グルタチオンに媒介される過酸化水素の還元は以下のように示される。

$$H_2O_2 + 2\,GSH \longrightarrow GSSG + 2\,H_2O \tag{12.2}$$

GSH は還元型グルタチオンであり，GSSG は，2 分子の酸化されたグルタチオン分子がジスルフィド結合で結ばれたものである。酸化されたグルタチオンは，電子ドナーとして NADPH を使用する**グルタチオン還元酵素**により還元型に転換される。これら一連の反応を**図 12.1** に示す。

▶ グルタチオン

図 12.2 に示すように，グルタチオンはグルタミンとシステイン，グリシンで構成されるトリペプチドである。この分子の機能部位は，システイン上の SH 基であり，グルタチオンが還元剤として機能するようにする（SH 基を含む分子は，**チオール**として知られる。）グルタチオンは，酸素誘導体のフリーラジカルに電子を与えることもでき，"スカベンジ

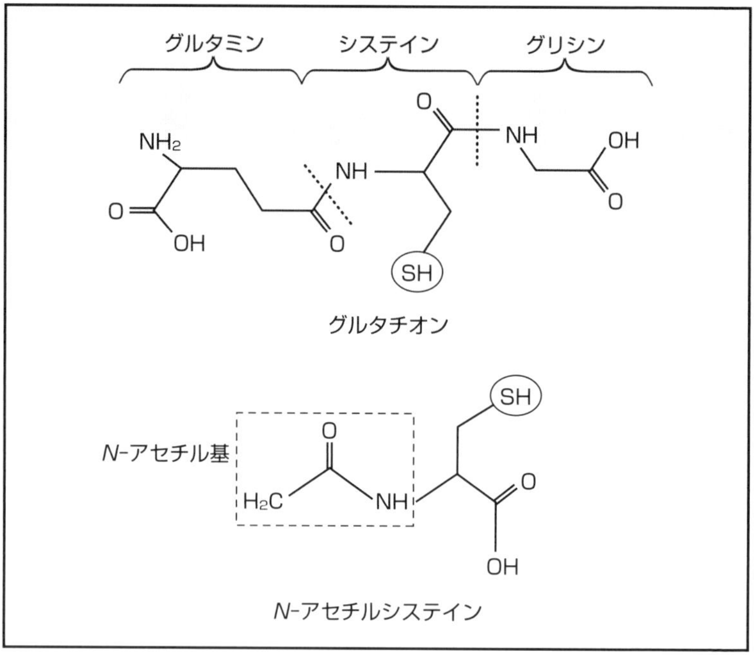

図 12.2 グルタチオン（GSH）と *N*-アセチルシステイン（NAC）の構造。小さな NAC 分子は細胞内に移動し，GSH 産生のための活性成分（システイン）を与える。

ング”と呼ばれる抗酸化保護の方法である。

　グルタチオンは，体内で最も豊富に存在する細胞内抗酸化物質である。グルタチオンは細胞質で合成され，ほとんどの細胞でミリモル濃度に維持される。抗酸化物質として作用するためには，還元状態（GSH）にならなければならないが，還元状態と酸化状態のグルタチオンの比（GSH：GSSG）は正常では約 100：1 である[1]。酸化ストレス時にはこの比は 10：1 あるいはそれよりも小さくなることがある。グルタチオン（以下，GSH と略す）は，細胞外液中に移動し，血漿濃度は細胞内濃度に比べ 3 桁低いレベルにある。細胞外 GSH の濃度が最も高い体液は，肺の上皮を覆う液であり，そこでの濃度は血漿濃度の 140 倍も高い[8]。

これは，GSH が肺における抗酸化保護の重要な源であることを示唆している。実際，GSH はヒトの体内における主要器官すべてにおける重要な抗酸化物である（後述）。

・G6PD 欠損症

図 12.1 でわかるように，NADPH の働きは，細胞内 GSH 濃度を維持するのに役立っている。NADPH は，ペントースリン酸経路で産生され，この経路の一つの酵素がグルコースリン酸デヒドロゲナーゼ glucose-6-phosphate dehydrogenase（G6PD）である。G6PD 欠損症（全世界に 4 億人以上がもつ遺伝子欠損）は GSH 欠損症をもたらすため，酸化細胞傷害を起こしやすい。その主たる結果は，酸化ストレスにより促進される溶血である[9]。

▶セレニウム

ヒトにおいてグルタチオンペルオキシダーゼはその活性化のために微量ミネラルであるセレニウムを必要とする[10]。抗酸化保護におけるセレニウムの重要性は，セレニウムの血中レベルが異常に低い敗血症患者や敗血症性ショック患者で，セレニウムの血中濃度を上げるためにセレニウム静注を行うと，死亡率が低下するという研究からも示される[11]。

▶チアミン

チアミンは，GSH を還元状態に保つのに必要な NADPH を供給するペントースリン酸経路の酵素の補因子として貢献することから，抗酸化物質としての間接的役目をもっている。ウェルニッケ脳症（チアミンを含まない食事でもたらされる）は，酸化ストレスを伴い，チアミン投与により不十分ではあるが是正されるという動物実験からも，チアミンの抗酸化物質としての役割が裏づけられる[12]。

■ビタミン E

ビタミン E は**トコール**として知られる八つの天然由来の物質である。

トコールは，四つの**トコフェロール**と四つの**トコトリエノール**(それぞれ α，β，γ，δ と呼ばれる)に細分化される。トコトリエノールはより多くの二重結合をもつ。トコールは脂溶性であり，ヒトの組織において主たるものは α-トコフェロールである。

▶抗酸化作用

細胞膜には融解点が低く，細胞膜の流動性を維持するのに重要な役割を果たしている多価不飽和脂肪酸が豊富に存在している。残念なことに，多価不飽和脂肪酸は非常に酸化されやすく，酸化された多価不飽和脂肪酸は重合し，細胞膜は固く，透過性が亢進するようになり，それは，細胞の浸透圧による破壊への前兆となる。ビタミン E(α-トコフェロール)は膜の多価不飽和脂肪酸を酸化から守る。

　脂溶性が高いため，α-トコフェロールは脂質が豊富に存在する細胞膜の内面に容易にアクセスし，**図 12.3** に示したようなことを行う。ヒドロキシルラジカルのような強力なオキシダント(酸化体)の作用により開始する脂質過酸化の反応順を示している(より詳細は**図 8.4** 参照)。その結果，近傍の多価不飽和脂肪酸を酸化し，一連の反応を新しく起こす脂質ペルオキシルラジカルが産生される。これにより自ら広がっていく "連鎖反応" が形成される。α-トコフェロールは，この伝播を遮断する。それは，脂質ペルオキシルラジカルは，多価不飽和脂肪酸よりも約 1,000 倍も α-トコフェロールと反応しやすく[13]，その反応により，比較的無害なトコフェロキシルラジカルが産生されるからである。これは，脂質過酸化反応の伝播を遮断する能力をもつので，α-トコフェロールは，しばしば "連鎖遮断抗酸化物質" と呼ばれる。

　α-トコフェロールは，脂質タンパク質にも存在することが発見されており，脂質過酸化を遮断する同様の役割をもっている。この役割の重要性は，低比重リポタンパク質(LDL)と高比重リポタンパク質(HDL)の酸化は動脈硬化発症の誘因になる。(この話題の詳細は 150 ページ参照。)

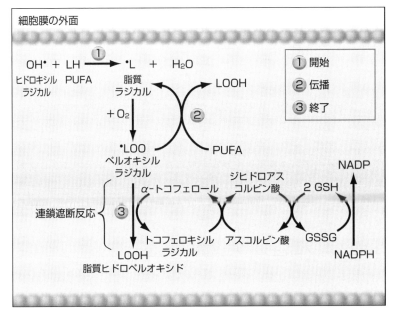

図 12.3　脂質過酸化を遮断するα-トコフェロールの抗酸化作用。ビタミン C（アスコルビン酸）と還元されたグルタチオン（GSH）はα-トコフェロールの再生に関与していることに注意。詳細は本文参照。PUFA：多価不飽和脂肪酸

ビタミン C

ビタミン C（アスコルビン酸）は，水溶性ビタミンであり，コラーゲン形成において必須の役割をもつことはよく知られている。しかし，ビタミン C は電子をフリーラジカルに与え，その有害効果をなくす還元物質であることも知られている。その結果，アスコルビン酸（ビタミン C）は，酸素誘導体のフリーラジカル，すなわち，スーパーオキシドラジカル，ヒドロキシルラジカル，およびペルオキシルラジカルあるいはアルコキシルラジカルの "スカベンジャー" として働く[14]。アスコルビン酸は，電子を与えてα-トコフェロールを再生する（**図 12.3**）。しかし，

どのようにしてこれが起こるかは，十分には説明されていない。というのは，アスコルビン酸は水溶性であるのに対し，α-トコフェロールは脂質が豊富な組織に存在するからである。アスコルビン酸の酸化型であるジヒドロアスコルビン酸は，還元型グルタチオン(GSH)から電子を与えられて，アスコルビン酸に転換される。

アスコルビン酸は，細胞外液に最も豊富に存在する抗酸化物質の一つである。膜を容易に通過させるための特別なトランスポータが存在しないため，アスコルビン酸は細胞内に容易に移動できないため，細胞培養では低濃度のアスコルビン酸が存在するだけである[14]。アスコルビン酸が活性化された好中球に蓄積するという証拠があり[15]，おそらく好中球活性化の際に爆発的に産生される活性酸素種から保護しているのだろう[15]。

▶酸化促進(プロオキシダント)効果

ビタミンCは電子をFe^{3+}に与えてFe^{2+}にするために，十二指腸における鉄の吸収を増加させる。この転換は以下に示すような反応により，過酸化水素(H_2O_2)からのヒドロキシルラジカルの産生を促進する。

$$H_2O_2 + Fe^{2+} \longrightarrow Fe^{3+} + OH^\bullet + OH^- \tag{12.3}$$

$OH^\bullet$はヒドロキシルラジカルであり，OH^-は水酸イオンである。これはよく知られた**フェントン反応**(第8章でも述べた)であり，この反応で産生されるヒドロキシルラジカルは，酸化細胞傷害の主たる原因である。アスコルビン酸により始められるヒドロキシルラジカル産生は，*in vitro* では何度も報告されている[14]が，*in vivo* におけるこの酸化促進効果は定かではない。この点，興味深いのは，鉄サプリメント(100 mg/日)と，高用量ビタミンC(500 mg/日)を組み合わせることにより，鉄不足がない妊婦において，脂質過酸化を起こすことを示した研究がある[16]。これは，高用量ビタミンC摂取(>200 mg/日)は，鉄過剰の人で酸化促進のリスクがあることを示唆している。

▶エピジェネティックな見方

ビタミン C 合成能力は，哺乳類において先祖代々からの資質であるが，霊長類(サルや類人猿，そしてヒト)では，遺伝子が，最終酵素であるビタミン C 合成酵素を発現しなくなったため，その能力は失われた[17]。遺伝子は存在するのだが，沈黙していることから，エピジェネティック epigenetic な変化であることが示唆される。類人猿，霊長類では毎日のビタミン C 摂取量は十分以上であり[18]，ビタミン C 産生は必要がないので停止していると考えられる。しかし，遺伝子発現抑制は，ビタミン C に伴う酸化促進リスクに対する生存を促進する反応である可能性もある。

抗酸化物質の欠乏

死による抗酸化物質産生の停止は，抗酸化が失敗する唯一の状態ではない。なぜなら，抗酸化物質の欠乏は，高度のあるいは持続する酸化ストレスの時期にしばしば起こるからである。

■この問題についての展望

合併症発生や死亡の最大の原因である多くの疾患で内因性抗酸化物質が欠乏していることが報告されている。グルタチオン(GSH)欠乏と関係していると考えられているいくつかの重大な疾患を**表 12.2** に示した。以下は，この表に関連する説明である。

▶肺疾患

肺は，体内のほかのどの器官よりも高い酸素濃度に曝露されているため，抗酸化保護は肺において特に重要である。肺の上皮を覆う液体には，比較的高い GSH が存在しており(血漿よりも 140 倍も高い)[8]，GSH が肺を酸化傷害から守る重要な役割を果たしていることを示して

表12.2 グルタチオン枯渇に関係する状況

分類	状況
肺疾患	・急性呼吸促迫症候群（ARDS）（−80%）[†]
	・重症慢性閉塞性肺疾患（COPD）（−40%）
	・囊胞性線維症（−70%）
	・特発性肺線維症（IPF）（−80%）
耳鼻科疾患	・鼻炎
	・扁桃炎
	・中耳炎
	・メニエール病
	・喉頭および鼓膜の硬化
神経変性性疾患	・筋萎縮性側索硬化症（ALS）
	・アルツハイマー病
	・パーキンソン病
肝疾患	・アセトアミノフェンの毒性
	・肝硬変
	・慢性C型肝炎
その他	・後天性免疫不全症候群（AIDS）
	・白内障
	・ミトコンドリア病
	・敗血症/敗血症性ショック

[†]：（　）内の数字は，肺の上皮を覆う液のGSH濃度（μM）の減少率を示す[20]。
ARDS：acute respiratory distress syndrome, COPD：chronic obstructive pulmonary disease, IPF：idiopathic pulmonary fibrosis, ALS：amyotrophic lateral sclerosis, AIDS：acquired immunodeficiency syndrome

いる。これは，選択的グルタチオン欠乏症では，肺酸素毒性の重症度が増すという動物実験からも裏づけられる[19]。肺におけるグルタチオン欠乏症は，重症慢性閉塞性肺疾患（COPD）や囊胞性線維症，特発性肺線維

症や急性呼吸促迫症候群（ARDS）患者でも報告されており，**表12.2**には，これらの疾患における GSH 欠乏の重症度を示してある[20, 21]。

▶耳鼻科疾患

上気道の胸腔外部分の上皮細胞は，大気中の酸素（酸素投与が行われている場合には，さらに高い酸素濃度）にさらされており，酸化傷害のリスクが特に高い。グルタチオンは，これら上皮細胞において主たる抗酸化物質と考えられており，GSH 欠乏は，鼻炎（アレルギー性，感染性），扁桃炎，中耳炎など一般的な炎症状態でも報告されている[22]。

▶神経変性性疾患

筋萎縮性側索硬化症やアルツハイマー病，パーキンソン病はいずれも，酸化ストレスに関係し，GSH 欠乏により増悪する[23, 24]。グルタチオン補充療法は，GSH が血液脳関門を通過しないことにより妨げられているが，別の形での GSH 運搬（例えば，リポゾーム形式）などが評価されてきている[24]。

▶肝疾患

抗酸化物質としての役割のほかに，GSH は，肝臓のシトクロム P450 酵素群により代謝される薬物の除去にも関与している。この代謝経路では，酸化細胞傷害を起こす活性代謝産物が産生される。GSH はこれらの代謝産物と共役するが，これは解毒作用をもち，尿中や便中への薬物の排泄を促進する。このように代謝される薬物の過量摂取では，肝臓における GSH 備蓄が枯渇し，その結果として，蓄積した活性代謝産物が肝臓における酸化傷害を促進する。これが**アセトアミノフェン肝臓毒性**の病因であり，米国や英国，カナダ，オーストラリア，北欧における急性肝不全の最大の原因となっている[25]。この状態での GSH 補充は，アセトアミノフェン過量投与に対する有効な解毒剤である GSH の前駆体である *N*-アセチルシステイン投与により行われる[26]。（*N*-アセチルシステインについては本章の最後の項で述べる。）

▶HIV 感染

ヒト免疫不全ウイルス(HIV)感染では，赤血球とリンパ球(CD4 細胞を含む)の GSH 濃度低下を伴っている。これは，酸化ストレスに伴う GSH 消費量増加に加え，サイトカインに仲介される GSH 合成の抑制が起こる結果である[27]。グルタチオンのリポゾーム製剤は，日和見感染症に対する CD4 細胞の免疫反応を回復させることが示されており[28]，これは，HIV 感染患者において，酸化ストレスが CD4 リンパ球の生存可能性を変化させるという仮説を導いた。

▶敗血症/敗血症性ショック

敗血症や敗血症性ショックによる持続する炎症がある重症患者は，抗酸化物質消費増加と，不十分な摂取とあいまった"perfect storm"（複数の悪いことが同時に起こる最悪の状態)の抗酸化物質不足状態となっている。したがって，GSH やビタミン C，ビタミン E といった主要な抗酸化物質不足がこれらの患者でよく起きていることは驚きではない[29~32]。敗血症性ショックにおいて，抗酸化物質不足が臓器機能不全を助長している証拠は，ヒト臍帯静脈から採取した内皮細胞を用いた *in vitro* の研究により得られている。これらの細胞が，敗血症性ショック患者の血漿に曝露されたとき，細胞内 GSH の減少と ROS 産生の増加が急激に起こり，これらの変化は，細胞死の速度上昇に先立って起こる[33]。GSH あるいは *N*-アセチルシステインが敗血症性ショック患者の血漿に曝露する前に投与されていた場合には，この内皮細胞反応は起きない。

　敗血症性ショックは集中治療室における重大な死因であり，死亡率は，酸化ストレスの重症度に直接関係する(153 ページの**図 9.4** 参照)。これは，この状態における抗酸化物質枯渇がいかに重大であるかを強調している。

▶コメント

抗酸化物質濃度の低下は，抗酸化物質が酸化ストレスと戦うために使用

されていることを示しており，これは悪い状況ではない。抗酸化物質量の減少は有害であることを決定づけるには，抗酸化物質補充により酸化ストレスが減少するという証拠が必要である。しかし，抗酸化物質運搬にまつわる問題（後述）のために，これは通常は可能ではない。しかし，酸化ストレスがある状態での抗酸化物質量の減少は，抗酸化物質産生が，その使用速度に見合っていないため，酸化ストレスが増悪する可能性があることへの"危険信号"である。

▌栄養からの考察

不十分な食事摂取は，抗酸化物質枯渇の原因として正しく評価されてこなかった。多くの抗酸化物質に対して推奨栄養所要量 recommended dietary allowance（RDA）が定められているが，RDA は健常人における最小必要量を反映しているものであり，酸化ストレスのある時期での必要量を過小評価しているかもしれない。急性疾患患者や重症患者，高齢者では食事摂取量が減少することはよくあることである。

▶グルタチオン

グルタチオン（GSH）は細胞内において *de novo* で合成されるが，GSH を構成する三つのアミノ酸（グルタミン，システイン，グリシン）は，"ある条件下では必須となる"アミノ酸であり，代謝活性が上昇した時期には，食物からの摂取が必要である。さらに，GSH の抗酸化作用は，システインのもつスルフヒドリル（SH）基によるものであり，システイン産生を維持するためには，食事から硫黄を摂取する必要がある。（この栄養供給源は，硫黄を含むもう一つのアミノ酸であるメチオニンから供給される。）すべての組織において GSH の回転率は早く（腎臓における GSH の半減期は 1 時間未満である）[34]，GSH 産生を維持するためには硫黄を着実に供給する必要がある。

　GSH の早い回転率は，健康成人の飢餓研究で示されており，細胞内 GSH は 4 日間で有意に減少し，第 7 日目には，GSH 濃度は 50％減少する（220 ページの**図 13.3** 参照）[35]。同様の結果は動物実験でも示されて

おり，3日の絶食で肺の GSH 濃度は41％減少する[36]。酸化ストレスがある状態では，さらに大きな変化が起こることが予測される。

抗酸化治療

酸化ストレスに関連する多くの疾患で抗酸化物質が枯渇するという報告にもかかわらず，いろいろ試されてきた抗酸化物質補充療法の成果は期待したものではなかった。抗酸化治療の臨床研究の結果は，無効であったり，一貫性のない結果である。しかし問題は，発想に問題があるというよりも方法論的なものであり，そのいくつかについて以下に簡単に述べる。

▌薬物運搬

体外からの抗酸化物質投与の重大な問題は，**限られた生体内利用率**（つまり，投与した薬物がその作用を発揮する部位にどれだけ到達できるか）である。すべての内因性抗酸化物質において，特に抗酸化酵素（細胞膜を通過しない）と GSH（血漿での半減期は短く，細胞内に容易に通過しない）で，これは示されている。以下は，抗酸化物質の生体内利用率を改善する現在できる方法である。

▶N-アセチルシステイン

N-アセチルシステイン（NAC）は，アミノ酸である GSH の特に作用発揮部位であるシステインのアセチル化誘導体である（**図 12.2** 参照）。これは，喀痰中のムコタンパク質間を結合するジスルフィド結合を破壊する能力をもつので，最初は粘液溶解薬として導入された[37]。1980年代に入り，NAC は，アセトアミノフェンによる肝臓毒性（前述したように，肝臓における GSH 枯渇による）の効果的な解毒薬として脚光を浴びた[26]。NAC は細胞膜を通過し，細胞内 GSH レベルを補充できることが示された。

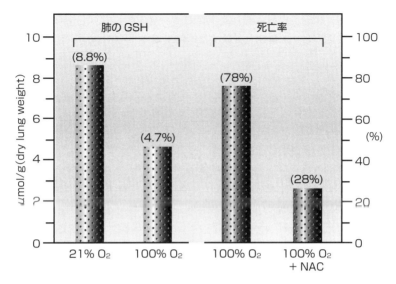

図 12.4 酵素過剰の肺のグルタチオン（GSH）濃度に対する効果（左側）と *N*–アセチルシステイン（NAC）による GSH 補充療法の高酸素肺傷害による死亡率に対する効果。データは文献 38 より。

　NAC が細胞内 GSH レベルを促進できるという発見は，肺酸素毒性に対する NAC の研究につながった。その結果を**図 12.4** に示す[38]。実験用マウスに 100％酸素を 7 日間吸入させると，肺における GSH は 47％減少し，死亡率は 78％であったが，NAC を投与すると，死亡率は 28％に低下した。この研究が行われた 1985 年以降，体内の主要な器官すべてにかかわるさまざまな状態について，NAC の抗酸化物質としての効果が評価された。（最近の総説には，約 50 の疾患における NAC 使用についての研究がある。）[39]。これらの結果はまちまちではあるが[39, 40]，良好な結果は，無効という結果と同じか，それ以上多いようにみえる。NAC に関する研究の一つの欠点は，その使用量であり，アセトアミノフェン過量投与において GSH 産生を促進するのに使用される投与量よりもははるかに少ない。NAC は比較的安全な性質をもってお

り，もっと積極的な投与量が推奨される。全体として，NAC は有望な
抗酸化物質であり，研究を継続するに値する。

▶リポゾーム

組織への薬物運搬は，薬物をリポゾームに入れることにより促進できる
だろう。リポゾームとは，リン脂質二重膜で水溶性のコアを取り囲んだ
球形の小胞である。これら "ナノヴィクル" は，脂溶性の薬物も，水
溶性の薬物も運搬することができ，ポリエチレングリコールによるコー
ティングのために免疫的認識から逃れることができる。リポゾームは，
よりターゲットを絞った薬物運搬のために組織特異性のあるリガンドを
備えることもできる。

　リポゾームは，*in vitro* の研究[41]でも，動物実験[42]でも，抗酸化物質
運搬を改善し，効率性を上昇させる。しかし，現在までのところ，リポ
ゾームを用いた抗酸化治療の臨床研究はない。この理由は不明だが，リ
ポゾームを用いた薬物運搬の費用が高価であり，リポゾームによる抗酸
化治療は，"Catch-22"（ジョセフ・ヘラーの小説のタイトルに由来し
ジレンマの意）の難問となりそうである。（リポゾーム治療の費用と労力
を正当化するためには抗酸化治療のある程度の成功が必要である。しか
し，抗酸化治療である程度の成功を収めるにはリポゾーム治療が必要で
ある。）理由は何にしろ，リポゾームは 50 年以上前から標的を定めた薬
物運搬のために用いられてきたが，近い将来（遠い将来）でも抗酸化治療
には用いられそうもない。

■ そのほかの問題

抗酸化治療の研究におけるそのほかの問題を以下にまとめる。

1. 多くの研究の一次評価項目は，死亡率のような包括的なアウトカム測
定であり，多くの決定因子を含んでいる。抗酸化治療の有効性は，酸
化ストレスの測定により評価すべきである。

2. 抗酸化治療の長期にわたる研究の多くは，抗酸化物質枯渇の証拠なく
実施されている。多くの抗酸化物質（例えば，アスコルビン酸）は，基

礎にその欠乏がなければ，すぐに排泄されて失われてしまうことは問題である。

3. ほとんどの研究が，固定した量の抗酸化物質を使用しているが，抗酸化物質の適切な投与レジメンは知られておらず，いくつかの投与量について評価すべきである。

4. 抗酸化治療に関する研究は，個別の化学種に焦点を絞って行われているのが特徴的である。しかし，酸化ストレスは多面的な状態であり，一つの抗酸化物質を補充するだけでは，他の抗酸化物質枯渇がある場合には，その問題を解決しない。したがって，抗酸化治療においてはホストの抗酸化物質濃度をモニタリングするなど，もっと複雑なアプローチが必要だろう。

▍コメント

抗酸化治療の一貫した有効性が認められないため，酸化ストレスは重要ではないとする証拠として，しばしば解釈されている。しかし，冒頭に引用したカール・セーガンの言葉が示すように，

　　抗酸化治療に対する期待された反応がないということは，酸化的組織損傷の存在がないということではない。

そうではなくて，これは，治療レジメンの不十分さを示している。これは，処方したが望んだ効果はなかったという，よくありがちなエピソードと何ら変わりはない。治療の失敗により，私たちが治療しようとしている疾患の存在を否定することはできない。

まとめ

ヒトのからだには，生涯において酸化を寄せつけないことを助ける強力な抗酸化保護システムが備わっている。本章では，内因性抗酸化物質を用いた研究のほとんどを用いてこのシステムの働きについて説明した。

本章の要点は以下のようなものである。

1. 抗酸化保護の重大なメカニズムは過酸化水素を直接的に水にすることにより，非常に破壊的なヒドロキシルラジカル産生を減少させることである。この反応にかかわる主たる酵素は，グルタチオンペルオキシダーゼであり，グルタチオンから電子を過酸化水素に与える。この酵素は，ヒトでは補因子としてセレニウムを必要とする。

2. グルタチオンは，三つのアミノ酸からなるトリペプチドであり，そのうちの一つのアミノ酸であるシステイン上のスルフヒドリル(SH)基により抗酸化作用をもつ。グルタチオンは細胞内に豊富に存在し，体内における主たる細胞内抗酸化物質と考えられている。電子を与える能力をもち，抗酸化物質として機能するためには，還元状態(GSH)になければならない。

3. ビタミンEファミリーのα-トコフェロールは，主たる脂溶性抗酸化物質であり，細胞膜や循環する脂質タンパク質の脂質過酸化を遮断する。

4. ビタミンC(アスコルビン酸)は，主たる水溶性抗酸化物質であり，活性酸素種を不活化(スカベンジ)し，α-トコフェロールをその活性型(還元型)に保つ。

5. 酸化ストレスが起きているような状態では，抗酸化物質枯渇は，よく起こるものであるが，助長因子としてはしばしば見逃されている。

6. 内因性抗酸化物質治療の可能性を評価するための研究は，その生体内利用率が限られていることにより阻害されている。N-アセチルシステインは細胞内に入りGSH産生の前駆体となるので，N-アセチルシステインを用いればGSHの生体内利用率が限られていることを克服できる。

■文　献

A.　Sagan C. The Demon Haunted World; Science as a Candle in the Dark. New York: Random House Publishing Group, 1996.『悪霊にさいなまれる世界―「知の闇を照らす灯」としての科学』(早川書房，2009 年)

1. Halliwell B, Gutteridge JMC. Antioxidant defenses synthesized in vivo. In: Free Radicals in Biology and Medicine. 5th ed. Oxford: Oxford University Press, 2015: 77–152.

2. McCord JM, Fridovich I. Superoxide dismutase. An enzymatic function for erythrocuprein(hemocuprein). J Biol Chem 1969; 244:6049–6055.

3. Lane N. Oxygen: The Molecule That Made the World. Oxford: Oxford University Press, 2002.

4. Lebovitz RM, Khang H, Vogel H, et al. Neurodegeneration, myocardial injury, and perinatal death in mitochondrial superoxide dismutase–deficient mice. Proc Natl Acad Sci 1996; 93:9782–9787.

5. White CW, Avraham KB, Shanley PF, Groner Y. Transgenic mice with expression of elevated levels of copper–zinc superoxide dismutase in the lungs are resistant to pulmonary oxygen toxicity. J Clin Invest 1991; 87:2162–2168.

6. Turrena JF, Crapo JD, Freeman BA. Protection against oxygen toxicity by intravenous injection of liposome–entrapped catalase and superoxide dismutase. J Clin Invest 1984; 73:87–95.

7. Batinic–Haberle I, Tome ME. Thiol regulation by Mn porphyrins, commonly known as SOD mimetics. Redox Biol 2019; 25:101139.

8. Cantin AM, North SL, Hubbard RC, Crystal RG. Normal epithelial lining fluid contains high levels of glutathione. J Appl Physiol 1987; 63:152–157.

9. Capellini MD, Fiorelli G. Glucose–6–phosphate dehydrogenase deficiency. Lancet 2008; 371:64–74.

10. Lubos E, Loscalzo J, Handy DE. Glutathione peroxidase–1 in health and disease: from molecular mechanisms to therapeutic opportunities. Antiox Redox Signal 2011; 15:1957–1997.

11. Selenium in Intensive Care(SIC): results of a prospective randomized, placebo–controlled, multiple–center study in patients with severe systemic inflammatory response syndrome, sepsis, and septic shock. Crit Care Med 2007; 35:118–126.

12. Zarros A, Liapi C, Al–Humadi H, et al. Experimentally–induced Wernicke's encephalopathy modifies crucial rat brain parameters: the importance of Na^+, K^+–ATPase and a potentially neuroprotective role for antioxidant supplementation. Met Brain Res 2013; 28:387–396.

13. Halliwell B, Gutteridge JMC. Antioxidants from the diet. In: Free Radicals in Biology and Medicine. 5th ed. Oxford: Oxford University Press, 2015: 153–198.

14. Smirnoff N. Ascorbic acid metabolism and functions: A comparison of plants and mammals. Free Radic Biol Med 2018; 122:116–129.

15. Wang Y, Russo TA, Kwon O, et al. Ascorbate recycling in human neutrophils: Induction by bacteria. Proc Natl Acad Sci 1997; 94:13816–13819.

16. Lachili B, Hininger I, Faure H, et al. Increased lipid peroxidation in pregnant women after iron and vitamin C supplementation. Biol Trace Elem Res 2001; 83:103–110.

17. Drouin G, Godin J–R, Pagé, B. The genetics of vitamin C loss in vertebrates. Curr

Genom 2011; 12:371–378.

18. Food and Nutrition Board, Institute of Medicine. Dietary Reference Intakes for Vitamin C, Vitamin E, Selenium, and Carotenoids. Washington, DC: National Academy Press, 2000.

19. Deneke SM, Lynch BA, Sanberg BL. Transient depletion of lung glutathione by diethylmaleate enhances oxygen toxicity. J Appl Physiol 1985; 58:571–574.

20. Gould NS, Day BJ. Targeting maladaptive glutathione responses in lung disease. Biochem Pharmacol 2011; 81:187–193.

21. Pacht ER, Timerman AP, Lykens MG, Merola AJ. Deficiency of alveolar fluid glutathione in patients with sepsis and the adult respiratory distress syndrome. Chest 1991; 100:1397–1403.

22. Asher BF, Guilford FT. Oxidative stress and low glutathione in common ear, nose, and throat conditions: a systematic review. Altern Ther Health Med 2016; 22:44–50.

23. Gu F, Chauhan V, Chauhan A. Glutathione redox imbalance in brain disorders. Curr Opin Clin Nutr Metab Care 2015; 18:89–95.

24. Cacciatore I, Baldassarre L, Fornasari E. et al. Recent advances in the treatment of neurodegenerative diseases based on GSH delivery systems. Oxid Med Cell Longev 2012; 2012:240146.

25. Kalsi SS, Dargan PI, Waring WS, Wood DM. A review of the evidence concerning hepatic glutathione depletion and susceptibility to hepatotoxicity after paracetamol overdose. Open Access Emerg Med 2011; 3:87–96.

26. Buckley NA, Whyte IM, O'Connell DL, et al. Oral or intravenous N–acetylcysteine: which is the treatment of choice for acetaminophen (paracetamol) poisoning? J Toxicol Clin Toxicol 1999; 37:759–767.

27. Morris D, Guerra C, Donohue C, et al. Unveiling the mechanisms for decreased glutathione in individuals with HIV infection. Clin Dev Immunol 2012; 2012:734125.

28. Ly J, Lagman M, Saing T, et al. Liposomal glutathione supplementation restores TH1 cytokine response to Mycobacterium tuberculosis infection in HIV–infected animals. J Interferon Cytokine Res 2015; 35:875–887.

29. Fläring UB, Rooyackers OE, Hebert C, et al. Temporal changes in whole–blood and plasma glutathione in ICU patients with multiple organ failure. Intensive Care Med 2005; 31:1072–1078.

30. Pincemail J, Bertrans Y, Hanique G, et al. Evaluation of vitamin E deficiency in patients with adult respiratory distress syndrome. Ann NY Acad Sci 1989; 570:498–500.

31. Fain O, Pariés J, Jacquart B, et al. Hypovitaminosis C in hospitalized patients. Eur J Intern Med 2003; 14:419–425.

32. Marik P, Khangoora V, Rivera R, et al. Hydrocortisone, vitamin C, and thiamine for the treatment of severe sepsis and septic shock. Chest 2017; 151:1229–1238.

33. Huet O, Cherreau C, Nicco C, et al. Pivotal role of glutathione depletion in plasma–induced endothelial oxidative stress during sepsis. Crit Care Med 2008; 36:2328–

2334.

34. Kosower NS, Kosower EM. The glutathione status of cells. Int Rev Cytol 1978; 54:109-160.

35. Martensson J The effect of fasting on leukocyte and plasma glutathione and sulfur amino acid concentrations. Metab 1986; 35:118-121.

36. Smith LJ, Anderson J, Shamsuddin M, Hsueh W. Effect of fasting on hyperoxic lung injury in mice. Role of glutathione. Am Rev Respir Dis 1990; 141:141-149.

37. Aldini G, Altomere A, Baron G, et al. *N*-Acetylcysteine as an antioxidant and disulfide breaking agent: the reasons why. Free Rad Res 2018; 52:751-762.

38. Patterson CE, Butler JA, Byrne JA, Rhodes ML. Oxidant lung injury: intervention with sulfhydryl agents. Lung 1985; 163:23-32.

39. Schwalfenberg GK. N-Acetylcysteine: a review of clinical usefulness(an old drug with new tricks). J Nutr Metab 2021; 2021:9949453.

40. Tenório MCdS, Graciliano NG, Moura FA, et al. *N*-Acetylcysteine(NAC)impacts on human health. Antiox 2021; 10:967.

41. Zeevalk GD, Bernard LP, and Guilford FT. Liposomal-glutathione provides maintenance of intracellular glutathione and neuroprotection in mesencephalic neuronal cells. Neurochem Res 2010; 35:1575-1587.

13

酸素投与が
安全なのはいつなのか？

> 「つまるところ，酸素毒性に対する安全で有効な保護ができるならば，
> 酸素療法を無難に使用できるかもしれない…」
> バリー・ファンブルグ[1]

　本章のタイトルの疑問は，1988 年の重症患者における酸素毒性に関するエディトリアルで述べられたものである[1]。呼吸器疾患とクリティカルケアの著名な専門家により書かれたこのエディトリアルでは，酸素毒性から保護する内因性抗酸化物質の重要性を強調し，肺酸素中毒を超すリスクのある患者（例えば，人工呼吸器に依存している患者と高濃度酸素が必要な患者）において抗酸化物質枯渇への警戒を怠らないようにせよ，としている。この抗酸化保護への注意は，冒頭に引用した，このエディトリアルの結びの言葉に反映されている。

　それから 33 年経った 2021 年において，肺酸素中毒を予防する標準的な診療は，肺における抗酸化保護の状態を考慮することなく，吸入酸素濃度を制限することである。本章では，いかに酸素とその毒性による症状が発見されたかについて簡単に歴史を述べることから始めて，このような治療の愚かさについて述べる。

歴史的背景

ギリシャの哲学者であるエムペドクレス Empedocles は，すべてのもの
は四つの不可分の要素，すなわち大地，空気，火，そして水に代表され
ることを初めて提唱した(紀元前 450 年頃)。これは 2,000 年以上にわ
たって受け継がれたドグマであったが，18 世紀後半，ありがたいこと
に酸素が発見されたことで，生き残れなかった。以下は，酸素とその固
有の毒性を発見した人々の簡単な説明である。

■ ジョセフ・プリーストリー

ジョセフ・プリーストリー Joseph Priestly は，"空気化学 pneumatic
chemistry(ガス，あるいは空気について研究する学問)"に積極的にか
かわった 18 世紀の英国の神学者であり，反体制派の人である。1774 年
8 月 1 日，プリーストリーは，酸化水銀(HgO)試薬を熱していて，"こ
の空気の中で燃えるろうそくが非常に強い炎をあげて燃える"ことに気
づいた[2]。彼は，以下のような反応を考えた。

$$2\,HgO + 熱 \longrightarrow 2\,Hg + O_2 \tag{13.1}$$

このガスは純粋な酸素であったが，プリーストリーは**燃焼のフロギスト
ン説**を信じていたので，この結果を誤って解釈した。フロギストン説と
は，物質が火を促進するフロギストンと呼ばれる物質をもっており，燃
焼の過程においてこれが空気中に放出されるために燃焼するというもの
である。空気がフロギストンで飽和されたとき，燃焼は停止する。プ
リーストリーは，したがって，炎を強めるガスにはフロギストン(これ
は，燃焼する物質からのフロギストン放出を促進する)が欠けているた
めと結論し，このガスを"脱フロギストン空気"と命名した。

　プリーストリーは，炎を強める脱フロギストン空気についての懸念を
もっており，次のように述べている[2]。

…というのも，ろうそくは通常の空気よりも脱フロギストン<u>空気</u>の中でずっと早く燃えつきた。そのように私たち，<u>生命が早々につき</u>，この純粋な空気の中では，動物のエネルギーはすぐにも使いつくされる，と言わなければならない。（下線は引用者）

（**注意**：プリーストリーの実験の3年前，スウェーデンの化学者であるカール・ヴィルヘルム・シェーレ Carl Wilhelm Scheele は，酸化水銀を加熱して酸素を作成していた。彼はこのガスを "fire-air" と命名したが，プリーストリーと同様に，この発見を燃焼のフロギストン説に従って解釈した。シェーレは，この発見を数年のあいだ論文として出版しなかったので，酸素発見の歴史物語の表舞台には立てなかった。）

■アントワーヌ・ラヴォアジエ

プリーストリーが燃焼を促進するガスを作成して少ししてから，休暇で訪れたフランスで，彼の発見についてフランスの有名な化学者であるアントワーヌ・ラヴォアジエ Antoine Lavoisier と話す機会を得た。ラヴォアジエは，金属が燃焼するときにフロギストンが放出されるのであれば重量は減少するはずが，むしろ重量を増すことに気づいており，フロギストン説に疑いをもっていた。彼は，ジョセフ・プリーストリーを疑わしく思っており，彼の仕事を "理論的思考がまったく織り込まれることのない実験の織物" であると見なしていた[3]。しかし，ラヴォアジエはプリーストリーの実験を繰り返し，燃焼を促進するガスを作成した。ラヴォアジエは，**図 13.1** に示すような装置を用いて，水銀をそのガスの中に置き加熱した。（ラヴォアジエは，ガスを産生する化学過程の逆を行った。）水銀は，燃焼により重量を増し，ガスは同じ重量を失った。そこでラヴォアジエは，燃焼を促進する要素は，燃焼する物質ではなく，ガスの中に存在すると結論した。彼は，（酸素との反応は常に酸を産生するという誤った考えに基づいて）この物質を "酸を作り出すもの" という意味をもつ "oxygene" と命名した[4]。

　このように，ラヴォアジエは100年にもわたって続いた燃焼のフロギ

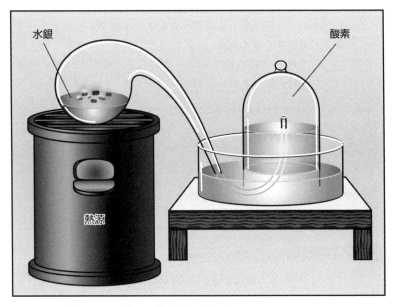

図 13.1　酸素発見にラヴォアジエが用いた装置。

ストン説の正体を明らかにするのと同時に，空気は，単一の分離できな
い要素からなるという 2,000 年も続いた信仰を打ち破った。ラヴォアジ
エは 1977 年に彼の発見を発表したが，プリーストリーの貢献について
触れなかったので，ラヴォアジエは酸素発見の名誉を得た。長年酵素を
用いて仕事をしていたラヴォアジエは実験用マウスが，純粋な酸素環境
に数時間以上おかれると病気になったようにみえることに気づいていた
が，酸素の有害な効果については報告しなかった[3]。

▌トーマス・ベドース

ラヴォアジエの酸素に関する研究成果に基づき，先取の気質に富んだ医
師でもあるトーマス・ベドース Thomas Beddoes は，1798 年に最初の
Pneumatic Institute（空気研究所）を設立した。そこでは，酸素やそのほ

かの"人工ガス"を用い，さまざまな疾患の，特に結核（当時の英国における死因の 4 分の 1 を占めていた）の治療に使用された。ベドースは，ラヴォアジエの 100％酸素の環境下に長時間置かれた動物の病的行動に気づいていたため，彼は，ネコを用いて，片方は 80％酸素に 17 時間さらし，もう片方は空気を吸わせるという実験を行った[5]。動物たちはその後に安楽死させたが，高濃度酸素下に置かれたネコでは，肺と胸膜に炎症を認めたが，空気下に置かれた対照としたネコでは炎症は認められなかった。そこで，ベドースは以下のように結論づけた[5]。

> 純粋な oxygene air あるいはそれに近いものを吸入したときには，危険で致死的な炎症を起こす内的な活動を増すようにみえる。

これは，高酸素症による組織傷害のおそらく最初の報告である。

　Pneumatic Institute は，期待された治癒成果をもたらすことはできず，1807 年に閉鎖された。しかし，この研究所は二つの貢献をした。一つは，最初の吸入麻酔薬である亜酸化窒素の導入である。もう一つの貢献は，以下の面白い逸話である。ベドースは，結核は肉屋には少ないことを知っていた。この観察から，牛の息の中には結核を消滅させる何かがあるのではないかと推測した彼は，進行した結核患者の病室に牛を連れてきた[6]が，彼の"牛舎療法"からは，病室を牛糞でいっぱいに満たした以上のものは得られなかった。

■ポール・ベール

トーマス・ベドースの高酸素と炎症に関する報告は注目されなかったが，およそ 100 年経った 1878 年に，新たな酸素毒性の報告がなされた。これは，フランスの生理学者で，気圧の極端な変化の影響を研究していたポール・ベール Paul Bert の研究室からだされた。犬や鳥において，5 気圧以上の酸素にさらされると全身間代性痙攣が起き，死に至ることもあることを示した[7]。高酸素誘導性痙攣は，人（主にダイバー）においても報告され，痙攣を起こす閾値が 1.7 気圧の 100％酸素であることは同定されていた[8]。（これは，海抜 0 m で，PO_2 にして 1,292 mmHg に

相当する。)しかし，痙攣を起こす閾値には大きな差があり，3気圧（海抜0mで，PO$_2$にして2,280 mmHgに相当）に耐える人もいた[8]。

ジェイムズ・ロラン・スミス

ポール・ベールが中枢神経系における酸素毒性を発見してから約20年後，スコットランドの病理学者であるジェイムズ・ロラン・スミスJames Lorrain Smithが，低い気圧での研究を行い，0.74～0.8気圧で100％酸素に実験用マウスをさらすと，痙攣は起きないが，呼吸不全に陥り，平均して4日後に死亡することに気づいた[9]。以下は，ロラン・スミスの100％酸素を1.3気圧で90時間吸入させたマウスの顕微鏡所見である[9]。

> 肺胞はその大部分が浸潤液で満たされ，顆粒状であり，線維状であった…。微生物は認められなかった。この肺の状態は広く存在していた…

このびまん性滲出性肺水腫の像は，肺酸素毒性の最初の顕微鏡的変化である。

正常圧性酸素毒性

1気圧の酸素を長時間吸入すると，**急性呼吸促迫症候群** acute respiratory distress syndrome（ARDS）の病理学的変化に非常に類似したびまん性の炎症性傷害が起こる。この過程は，肺毛細管の内皮層から始まる[10,11]。これにより，循環している好中球の粘着と活性化が起こり，それにより毛細管透過性の亢進が生じ炎症性滲出液が肺実質に侵入する。肺マクロファージの酸化的変化で炎症性サイトカインが放出され，肺への炎症性侵入は継続する。持続する炎症により，次に，不可逆性の線維化と肺高血圧が起こる[11]。肺胞上皮細胞は，研究された多くの（しかし，すべてではない）動物種で高酸素性傷害に抵抗性である[10,11]。

ばらつき

肺酸素毒性に関する実験的研究のほとんどは動物でなされてきたが，酸素毒性への感受性には種によって大きなばらつきがある。これは**表13.1** に示す[12〜14]。いくつかの違い（すなわち，変温動物と小動物での差）は，酸化傷害のリスクと直接関係する代謝率によって説明できるかもしれない。同じ種でも性（つまり，オスではメスよりもリスクが高い）と年齢（成熟した動物のほうが未熟な動物よりもリスクが高い）でもばらつきがある[11]。

▶ヒトにおける研究

酸素の致死量を見出すための実験はヒトではできないが，健康なボランティアが100％酸素に48時間さらされたことがある[15]。酸素毒性の最初の徴候は，乾性の咳と胸痛を起こす気管気管支炎である。発症時期は4〜22時間であり[11]，呼吸機能の変化に先立って起こる。肺傷害が起きたことを示す最も早い徴候は，肺活量の減少であり，25〜30時間して起こる[15]。しかし，肺活量は組織で起きていることの感受性の高いマーカーではない。95％を超える酸素濃度を17時間吸入した後の気管肺胞洗浄では，洗浄液中のアルブミン濃度の上昇が認められ，肺胞-毛細管漏出が示唆される[16]。100％酸素にわずか2時間さらされるだけで，呼気中のペンタン（脂質過酸化による揮発性産物）濃度が上昇し，肺において脂質過酸化が起こることが証明されている[17]。

　高い吸入酸素濃度を必要とする患者では，典型的には重症の呼吸循環系機能不全があり，多くは人工呼吸を必要とする。肺疾患の酸素毒性への感受性への影響については知られていないが，**高酸素が人工呼吸と組み合わさると，より大きな傷害を与える**という証拠がある[18]。100％酸素を用いて人工呼吸を60〜70時間という長時間継続した場合について評価したヒトでの研究がある[19]。対象は脳死の基準を満たし，呼吸循環系疾患がない10人の患者であり，5人は室内気で，5人は100％酸素で人工呼吸を受けた。人工呼吸は60時間以上にわたって続けられた。高酸素にさらされた患者は，40時間後に肺胞-毛細管酸素交換の有意な低

表 13.1　酸素毒性のリスクの種間でのばらつき

種	100%酸素による生存
変温動物	
カエル	数週間
ウミガメ	
家禽類	
ニワトリ	10〜15日
うずら	
ヒト以外の霊長類	
ヒヒ	4〜7日
サル	
小動物	
モルモット	
ハムスター	2〜5日
マウス	
ラット	
ヒト	??

文献 12〜14 より。

　下を起こしたが，室内気で人工呼吸を受けた患者と，そのほかでは差はなかった(死後の肺標本の顕微鏡による観察を含めて)。

　ヒトにおいては長時間の高濃度酸素の経験が限られるので，高酸素性肺傷害の感受性を決定するのは困難である。この問題をさらに複雑にするのが，高酸素性肺傷害のリスクに関係する要因が，種とは独立して，多数あることである。これらの要因を**表 13.2** に示す。低濃度酸素を 3〜5 日間吸入させる(おそらく，抗酸化物質の産生を引き起こす)ことの保護的効果に注意してほしい[11]。次の項で**表 13.2** のリストのトップに焦点を当てる。

表 13.2　高酸素性肺傷害のリスクに影響する要因

リスク増大	1. 抗抗酸化物質枯渇（例えば，栄養失調症による）
	2. HIV 感染症（選択的グルタチオン枯渇を介して）
	3. 人工呼吸（特に，高い 1 回換気量による）
	4. 代謝率の上昇（例えば，アドレナリン，敗血症，発熱による）
	5. 酸化ストレスを促進する肺疾患（？）
	6. 高齢
	7. 化学療法薬（例えば，ブレオマイシン，メトトレキサート）
	8. 進行中の放射線療法
リスク減少	1. 3〜5 日間の低濃度酸素での呼吸
	2. 代謝率の低下（例えば，低体温）

抗酸化物質枯渇

　高酸素性肺傷害の最大のリスクは，重症患者で認められる。これらの患者は，しばしば人工呼吸依存性で，低栄養であり，代謝が亢進し，比較的高い濃度の酸素投与を受けている。不幸なことに，これらの患者では，第 12 章で述べたように，抗酸化物質枯渇を起こしていることが一般的である[20〜23]。肺酸素毒性に対する抗酸化物質枯渇の増悪効果を**図 13.2** に示した[24]。

　重症患者における抗酸化物質枯渇の原因は，消費の増加（典型的には，活性酸素種産生が増加する炎症性疾患に対する反応）と同時に起こる不十分な食事摂取である。肺酸素毒性は抗酸化物質を枯渇させる証拠があり（第 12 章，**図 12.4** 参照）[25]，これにより高酸素性肺傷害を急速に進行させるポジティブフィードバックループが形成される。

▌食事摂取

人工呼吸依存患者の栄養サポートは通常，胃や十二指腸への液体の栄養

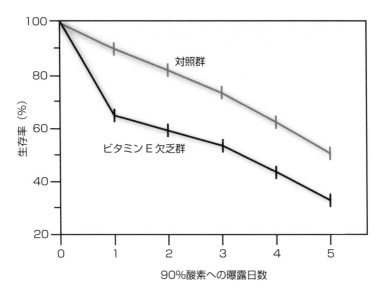

図 13.2 ビタミン E 欠乏（食餌制限による）の 90％酸素中で呼吸させた実験用マウスの死亡率に対する影響。データは文献 24 より。

剤投与により行われる。抗酸化保護を促進する推奨栄養所要量 recomended dietary allowance（RDA）に従った食事レジメンでは，アミノ酸に加え，亜鉛や銅，マグネシウム，セレニウム，ビタミン A，ビタミン C，ビタミン E などを供給する。しかし，RDA は，健康を維持するための最小必要量（健康体に戻すためのものではない）であり，酸化ストレスがある時期の必要量を過小評価している可能性が高い。さらに，逆流や，多い胃残量などにより経管栄養が控えられる時期には，栄養摂取は減少する。

▶グルタチオン

グルタチオン（GSH）は，スルフヒドリル基を含むグルタミンとシステイン，グリシンで構成されるトリペプチドであり，主たる細胞内抗酸化物質であり，肺における抗酸化保護の重要な源である（第 12 章参照）。

抗酸化物質は，細胞内で *de novo* で産生されるため，栄養管理ではしば
しば見逃される。しかし，以下の理由から，食事は相変わらず細胞内
GSH の重要な決定因子のままである。第一に，GSH のアミノ酸構成要
素は“ある条件下では必須”なものであり，代謝活性が亢進した時期に
は食事からの摂取が必要である。第二に，GSH の抗酸化作用は，シス
テインのもつスルフヒドリル(SH)基によるものであり，システイン産
生を維持するためには硫黄を食事から摂取する必要がある。(硫黄を含
むアミノ酸であるメチオニンが供給源である。)最後に，GSH の回転率
は早く(例えば，腎臓における GSH の半減期は 1 時間未満である)[26]，
GSH 産生を維持するには，硫黄が絶え間なく供給される必要がある。

　GSH 濃度を維持するための食事摂取の重要性は**図 13.3** に示した。
この研究では，健康成人を 7 日間絶食させて，循環する白血球内の
GSH 濃度をモニターしている[27]。細胞内 GSH 濃度はずっと減少しつづ
け，7 日後にはベースラインの 50 ％に減少する。同様の結果は動物実験
でも観察されており，3 日間の絶食で，肺における GSH 濃度は 41 ％減
少した[28]。酸化ストレスが存在すれば，GSH 濃度の低下はさらに激烈
であろう。

■コメント

従来の医療では，高酸素性肺傷害のリスクを吸入酸素濃度(FiO_2)に
よってのみ定義してきた。本章のタイトルでもある質問への一般的な答
は，FiO_2 が 50 ％以下であれば，すべての患者において酸素療法は安全
であるというものだろう。この数字は，より高い FiO_2 では，静脈混合
も増加する(肺内シャント増加の表れ)という研究に基づいている[29]。し
かし，この酸素による急性の血行動態への影響(つまり，肺血管血流量
増加に伴う肺血管拡張)は，肺炎症性肺傷害で特徴づけられる肺酸素毒
性とは関係がない。

　ヒトにおける高酸素性肺傷害感受性に関する不確実性と，**表 13.2**
に示す感受性に影響する多くの因子を考慮すると，本章のタイトルでも
ある質問へのしかるべき解答は，**いかなる患者においても，安全な，あ**

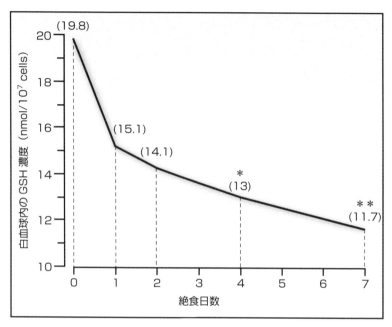

図13.3 健康成人8名で7日間の絶食中の循環中の白血球内のグルタチオン(GSH)濃度の変化。( )の数字は平均値を示す。＊はベースライン(開始0時間)からの有意な変化($p < 0.05$)，＊＊は前値からの有意な変化($p < 0.05$)を示す。データは文献27より。

るいは**毒性をもつ吸入酸素濃度は決められない**ということになるだろう。抗酸化物質による保護効果の状況に関する情報(そのほかの要因については**表13.2**参照)は，肺酸素毒性のリスクを評価するうえで重要である。

▶抗酸化物質の状態

抗酸化物質枯渇を無視した現状の医療は，高酸素性肺傷害のリスクを過小評価するものである。その結果，重篤な患者や人工呼吸依存性の患者，低栄養患者では(これらの患者では抗酸化物質枯渇が一般的である

ので)，高酸素性肺傷害は比較的多く起こるだろう。これらの患者では，
GSH やビタミン C，ビタミン E，セレニウムなどの抗酸化物質の状況
のモニタリングを行い，その不足を是正するようにしなければならいだ
ろう。

▶呼気分析

高酸素性肺傷害のリスクは，肺における酸化ストレスを測定すること
により最もよく評価できる。この測定は，脂質過酸化で産生された揮発性
副産物は呼気中で測定できるので，可能である。揮発性副産物には，ア
ルカン(ペンタン，エタン，そしてオクタン)とアルデヒド(ペンタナー
ルとヘキサナール)が含まれる。いずれも，呼吸中の凝縮物で測定され，
これらの濃度の上昇は，肺における炎症と酸化傷害のマーカーとして用
いられている[17, 30]。残念ながら，呼気分析は患者ケアにおいては利用でき
きない。(オランダのイーノーズ eNose という会社は，呼気分析の機器
を所有しているが，肺がんと大腸がんの診断に重点がおかれている。)

まとめ

本章の主眼は，"正常圧性"酸素毒性と，酸素毒性への感受性を上げた
り下げたりする要因である。この目的は，高酸素性肺傷害のリスクに対
する現在のドグマの正体を暴くことである。以下に要点を示す。

1. 肺毒性に関する現在の知識のほとんどは，特に実験用マウスやラット
   など小動物を用いた動物実験から得られたものである。しかし，酸素
   毒性への感受性は動物種によってばらついており，最もよく研究され
   た動物，すなわち実験用小動物で高い。したがって，肺酸素毒性に関
   するデータの多くは，ヒトには応用できない。

2. 高酸素性肺傷害のリスクは，人工呼吸を受けている，あるいは抗酸化
   物質が枯渇していると高くなるが，どちらの状態も重症患者ではよく
   起こるものである。

3. FiO_2 が 50％よりも高いと高酸素性肺傷害のリスクがあるという標準

的な教えは，F_{IO_2} が50％より高いときに肺内シャントが増加すると
いう観察に基づいたものである。しかし，これは，酸素誘導性の換気
血流ミスマッチによるものであり，肺酸素毒性を特徴づける炎症性肺
傷害とは無関係である。

4. 高酸素性肺傷害のリスク評価の際に抗酸化保護については考慮されて
おらず，抗酸化物質枯渇がよく起こる重症患者では問題がある。その
結果，高酸素性肺傷害のリスクは過小評価されており，この病態はよ
り頻繁に起きているだろう。

5. 抗酸化保護状態のモニタリングは，人工呼吸依存性，低栄養，あるい
は高濃度酸素投与を受けている患者の酸素療法においても採用される
べきである。

6. 最後に，高酸素性肺傷害のリスクは，肺における酸化ストレスの測定
により評価すべきである。呼気ガス分析は，その測定を可能にするだ
ろうが，現在は患者のケアにおいては使用できない。

■文　献

1. Fanburg BL. Oxygen toxicity: why can't a human be more like a turtle. J Intensive Care Med 1988; 3:134-136.

2. Priestley J. Experiments and observations on different kinds of air. London: J. Johnson, 1775. In: Fulton JF, Wilson LG, eds. Selected Readings in the History of Physiology. 2nd ed., Springfield: Charles C Thomas, 1966:127-132.

3. Bell MS. Lavoisier in the Year One: The Birth of a New Science in an Age of Revolution. New York: W.W. Norton&Co., 2005.

4. Lavoisier A-L, Pierre S, Marquis de La Place. Memoir on Heat, 1780. In: Fulton JF, Wilson LG(eds). Selected Readings in the History of Physiology. Springfield, IL: Charles C. Thomas, 1966:127-132.

5. Beddoes B, Watt J. Considerations on the Medicinal Use of Factitious Airs, and on the Manner of Obtaining Them in Large Quantities. Bristol: Bulgin and Rosser, 1794. (Available in Google Books)

6. Jay M. The Atmosphere of Heaven. The Unnatural Experiments of Dr. Beddoes and His Sons of Genius. New Haven: Yale University Press, 2009:292.

7. Bert P. La Pression Barometrique: Recherches de Physiologie Experimentale. Paris: G. Masson, 1878. Translated by Hitchcock MA and Hitchcock FA and published as Barometric Pressure: Researches in Experimental Physiology. Bethesda: Undersea

Medical Society, 1978.
8. Acott C. Oxygen toxicity. A brief history of oxygen in diving. SPUMS J 1999; 29:150-155.（A publication of the South Pacific Underwater Medical Society.）
9. Balentine JD. Pathology of Oxygen Toxicity. New York: Academic Press, 1982:12-13.
10. Crapo JD, Barry BE, Foscue HA, Shelburne J. Structural and biochemical changes in rat lungs occurring during exposure to lethal and adaptive doses of oxygen. Am Rev Respir Dis 1980; 122:123-143.
11. Klein J. Normobaric pulmonary oxygen toxicity. Anesth Analg 1990; 70:195-207.
12. Deneke SM, Fanburg BL. Normobaric oxygen toxicity of the lung. N Engl J Med 1980; 303:76-86.
13. Clark JM, Lambertsen CJ. Pulmonary oxygen toxicity: a review. Pharmacol Rev 1971, 23:37 133.
14. Fracica PJ, Knapp MJ, Piantadosi CA, et al. Responses of baboons to prolonged hyperoxia: physiology and quantitative pathology. J Appl Physiol 1991; 71:2352-2362.
15. Caldwell PRB, Lee WL, Schildkraut HS, Archibald ER. Changes in lung volume, diffusing capacity, and blood gases in men breathing oxygen. J Appl Physiol 1966; 21:1477-1483.
16. Davis WB, Rennard SI, Bitterman PB, Crystal RG. Pulmonary oxygen toxicity. Early reversible changes in human alveolar structures induced by hyperoxia. N Engl J Med 1983; 309:878-883.
17. Loiseaux-Meunier MN, Bedu M, Gentou C, et al. Oxygen toxicity: simultaneous measure of pentane and malondialdehyde in humans exposed to hyperoxia. Biomed Pharmacother 2001; 55:163-169.
18. Sinclair SE, Altemier WA, Matute-Bello G, Chi EY. Augmented lung injury due to interaction between hyperoxia and mechanical ventilation. Crit Care Med 2004; 32:2496-2501.
19. Barber RE, Lee J, Hamilton WK. Oxygen toxicity in man. A prospective study in patients with irreversible brain damage. N Engl J Med 1970; 283:1478-1484.
20. Fläring UB, Rooyackers OE, Hebert C, et al. Temporal changes in whole-blood and plasma glutathione in ICU patients with multiple organ failure. Intensive Care Med 2005; 31:1072-1078.
21. Selenium in Intensive Care（SIC）: results of a prospective randomized, placebo-controlled, multiple-center study in patients with severe systemic inflammatory response syndrome, sepsis, and septic shock. Crit Care Med 2007; 35:118-126.
22. Pincemail J, Bertrans Y, Hanique G, et al. Evaluation of vitamin E deficiency in patients with adult respiratory distress syndrome. Ann NY Acad Sci 1989; 570:498-500.
23. Marik P, Khangoora V, Rivera R, et al. Hydrocortisone, vitamin C, and thiamine for the treatment of severe sepsis and septic shock. Chest 2017; 151:1229-1238.
24. Tierney DF, Ayers L, Kasuyama RS. Altered sensitivity to oxygen toxicity. Am Rev

Respir Dis 1977; 115:59–65.

25. Patterson CE, Butler JA, Byrne JA, Rhodes ML. Oxidant lung injury: intervention with sulfhydryl agents. Lung 1985; 163:23–32.

26. Kosower NS, Kosower EM. The glutathione status of cells. Int Rev Cytol 1978; 54:109–160.

27. Martensson J The effect of fasting on leukocyte and plasma glutathione and sulfur amino acid concentrations. Metab 1986; 35:118–121.

28. Smith LJ, Anderson J, Shamsuddin M, Hsueh W. Effect of fasting on hyperoxic lung injury in mice. Role of glutathione. Am Rev Respir Dis 1990; 141:141–149.

29. Register SD, Downs JB, Stock MC, Kirby RF. Is 50% oxygen harmful? Crit Care Med 1987; 15:598–601.

30. Bos KDJ. Diagnosis of acute respiratory distress syndrome by exhaled breath analysis. Ann Transl Med 2018; 6:33.

31. Müller–Wurtz LM, Kiefer D, Knauf J, et al. Differential response of pentanal and hexanal exhalation to supplemental oxygen and mechanical ventilation in rats. Molecules 2021; 26:2752.

第Ⅲ部
それでは
どうする？

14

新しい酸素のパラダイムとは？

> 「根本的な進歩は，基本的アイデアの再解釈によるものである。」
> アルフレッド・ノース・ホワイトヘッド（1861〜1947）

本書では，酸素の破壊的側面に焦点を当て，人のからだは酸素への曝露を制限し，酸化組織損傷のリスクを制限するように設計されていることを提案してきた。これは，人のからだは酸素があって生きていくものであるという一般的な考えに反して，どのようにからだが設計されているか，私たちはどのように死んでいくか，特定の患者群をいかに治療すべきなどに関する伝統的に信じられてきたことに対する挑戦である。これらの理解のいくつかを**表14.1**にまとめた。

この新しい"パラダイム"を支持する関連情報を，本章にまとめる。このパラダイムの臨床的意味は，本章の最後に述べる。

関連する特徴

▌呼吸循環系

"酸素神話"に強く根づいた概念の一つは，心臓と肺は主に酸素を組織に運搬することに専念しているというものである。この点に関しては第

表 14.1　人体の設計に関する理解の変化

1. 心臓と肺の主な機能は酸素の運搬ではなく，二酸化炭素の運搬と除去である。

2. ヘモグロビンの主な機能は二酸化炭素の除去であり，酸素の運搬ではない。

3. ヘモグロビン分子の50%は決して組織に酸素を放出せず，組織からの酸素を保持している。

4. 組織は酸素が乏しい環境であり，好気的代謝は，そのような環境で働くように設計されている。

5. 酸素吸入と赤血球輸血により組織の酸素化を高めようとする試みは，酸素が乏しい環境を維持するように設計されている防御手段を発展させる。

➡ 6. 酸素とその反応性の高い誘導体は組織損傷を引き起こす破壊的な分子であるため，上記の機能すべては酸素への曝露を制限する。

1章で述べ，以下のことを示した。

1. 換気系は，二酸化炭素除去を制御するために設計されている。

2. 心拍出量は静脈還流量により制御されている。これは，代謝産物（例えば，二酸化炭素）除去が，酸素運搬よりも重要であることを示している。

3. 心拍出量のいかなる変化も，酸素運搬よりも二酸化炭素除去により大きな影響を与える（11ページの図 1.3 参照）。

　これらの観察は，**心臓と肺は酸素運搬よりも二酸化炭素除去により強く関係している**ことを示している。**表 1.1**（6ページ参照）に示すように，酸素に比べ二酸化炭素が比較的多く存在していることを反映している。この差は，酸素は容易に水（血漿）に溶解しないが，二酸化炭素は水と反応して炭酸を産生する（式 14.1 参照），そしてこの反応は大量の二酸化炭素に対応する"貯蔵庫"として機能するといった，これらのガスの生理化学的性質が関係している。この反応は二酸化炭素は酸（揮発性酸）であることを証明し，そして肺を酸排泄の主たる臓器としている（7ページ参照）。

▌ヘモグロビン

もう一つの"酸素神話"に奥深く根づく特徴は，ヘモグロビンは酸素を組織に運搬する専用の運搬体であるという考えである。これについては，第2章で以下のことを示した。

1. 循環しているヘモグロビンは，心臓の容量の2.5倍以上あるが，循環しているヘモグロビン分子の25～50％は決して組織に酸素を放出しない。

2. ヘモグロビンが大量に存在するのは，ヘモグロビンは二酸化炭素の運搬と除去に関与しているためである。この役割のために，ヘモグロビンは，二酸化炭素から産生される炭酸の緩衝物質として機能する。ヘモグロビンの緩衝能力は，すべての血漿タンパク質がもつ緩衝能力の6倍も大きい（27ページの**表2.2**参照）。

3. ヘモグロビンにより運搬される二酸化炭素量は，酸素運搬量の3倍も大きい（27ページの**表2.3**参照）。

　心拍出量による場合と同様，**ヘモグロビンは酸素の運搬よりも二酸化炭素の運搬により多くかかわっている**。さらに，二酸化炭素を運搬するために，ヘモグロビンは血流における主要な緩衝物質として機能している。二酸化炭素運搬への関与はヘモグロビンに酸素の運搬よりも大きな役割を与える。

▌血漿重炭酸

ヘモグロビンの緩衝物質としての役割は，血漿重炭酸が緩衝物質であることと密接な関係をもっている。これは，炭酸を産生する反応を用いて説明できる。

$$CO_2 + H_2O \longleftrightarrow H_2CO_3 \longleftrightarrow H^+ + HCO_3^- \qquad (14.1)$$

この反応は主として赤血球内（ここには炭酸脱水酵素が存在する）で行われる。産生された水素イオン（H^+）はヘモグロビンにより緩衝され，重炭酸イオン（HCO_3^-）は，塩素イオンと交換に血漿中に移動する（25ペー

ジの**図 2.3** 参照）。これは，**血漿 HCO_3^- は，二酸化炭素運搬を反映したものであり，主たる緩衝物質ではないこと**を意味している。

■ 組織酸素化

新しい酸素パラダイムの最も重要な点は，酸素が水溶性の液体に比較的溶解しにくいことを反映して，組織には酸素が乏しいことである。これは第 3 章で述べたが，その情報を以下のようにまとめることができる。

1. 標準的な体格の健康な成人では，体内総酸素量は 1 L にも満たず，その 98％はヘモグロビンと結合している。**表 3.2**（36 ページ参照）に示したように，体内のすべての組織に存在する総酸素量はわずかに 14 mL（大さじ約 1 杯分）であり，細胞内にはわずか 3〜4 mL（小さじよりも少ない）が存在するだけである。
2. 好気的代謝は，酸素分圧が 1 mmHg 以下になっても継続して起こる（35 ページの "critical PO_2" の項参照）。

以上のことは，**組織，特に細胞では正常でも酸素が乏しい環境にあり，好気的代謝はこのような環境でも続くように設計されている**ことを示している。組織における酸素の乏しさは，心臓や肺，循環するヘモグロビンが一般的に考えられているほど酸素運搬に重要ではないことの理由になる。

▶微好気性生物としてのヒト

ヒトは生存するためには酸素を必要とし，酸素が豊富な環境に生きなければならない "絶対好気性生物" と伝統的に分類されてきた。しかし，私たちの機能している部分（つまり，細胞）からみると，生存するためには酸素を必要とするが，酸素の毒性を受けるため，酸素が制限された環境で生活する "微好気性生物" に近い。この区別は，組織酸素化を促進することの重要性に関する考え方を是正する助けになるかもしれない。

組織酸素と生存

酸素が乏しい組織環境は，組織における酸素欠乏(組織低酸素症)が一般的な死の原因であるという伝統的な信仰と真っ向から対立するようにみえる。この食い違いは第4章で述べたが，以下の点は重要である。

1. 不十分な組織酸素化は死への共通の前兆であるという考えは，嫌気的代謝のマーカーとして血清乳酸値の上昇(高乳酸血症)を用いた研究に大きく依存している。しかし，高乳酸血症が好気的代謝によりもたらされるいくつかの病的状態がある(49ページの**表4.1**参照)。その一つが，世界中で主たる死因の　つとなっている敗血症である。

2. 代謝ストレス(例えば，運動や敗血症)における乳酸産生増加は好気的代謝が元であり，乳酸は必要がある場合には別のエネルギー源(ブドウ糖酸化と等価)として機能する，というのが新たなコンセンサスである。

　高乳酸血症を嫌気的代謝のマーカーとして使用した研究を除けば，**不十分な組織酸素化(嫌気的代謝)が，好気性生物の最後の死への共通経路であるという証拠はない**。後述するが，それどころか，酸素の存在が好気性生物の死につながることもある。

組織酸素化を促進する努力

正常な状態で，組織は酸素が乏しい環境で活動していることを考えると，組織酸素化を促進する努力は，しばしば不必要であり，有害でもあり得る。この問題については，組織酸素化改善を目的としてよく行われる酸素療法と赤血球輸血という二つの一般的な治療法について第5章と第6章で述べた。

1. 酸素療法は，動脈血酸素分圧を上昇させることを目的とし，赤血球輸血は，ヘモグロビン濃度とヘマトクリット値を上昇させることを目的として行われるが，どちらの目標も，組織酸素化の改善を伴わない。

2. 酸素療法と赤血球輸血はどちらも，不必要な酸素化上昇から組織を守るために設計されている防御手段を発動させる。酸素療法は全身の血

管収縮を起こし，赤血球輸血は血液粘性を上げる。どちらの効果も血流の障害となり，期待される組織への酸素運搬効果を制限するか，なくしてしまう。

組織酸素化の上昇に対抗する防御手段の存在は，組織の低酸素環境を維持することの重要性の証拠である。この"賢い設計"は，つまり，**組織における低酸素状態の維持は，酸化による組織損傷のリスクを制限するのに有用である**（次の項参照）。

▌酸素の破壊的性質

酸素への曝露を制限することの利益は，食物の新鮮さを保つために密閉したプラスチック容器を使用する人ならだれでも知っている。酸素は，有機分子を破壊し，有機物を分解し，この破壊は in vivo で致死的な細胞傷害を起こす活性酸素種(ROS)の産生を促進する。

▌ホルミシス

ROS は常に私たちの敵であるわけではない。"正常な代謝"では，ROS は多くの生理的反応に関与し得る。ROS 産生が増加したときのみ（例えば，炎症反応），組織損傷の原因となる。低用量の毒物が有用な効果をもつことは**ホルミシス** hormesis として知られている。

▌酸化傷害の全体像

酸素が幅広い組織傷害を起こすことは第9〜11章で述べた。ROS は炎症や放射線，エイジング，加齢性疾患などに関与していることが例に挙げられる。炎症性傷害における ROS については，炎症が多くの疾患で重要な役割を果たしているので，特別に述べる必要がある(142 ページの**表 9.1** 参照)。特に，現代を代表する致死的な疾患である心血管系疾患と敗血症において重要な役割を果たしている。そのため，**酸化傷害は，現代における合併症発生と死亡の第一の原因であると認識しておく**

必要がある。(**注意**：本書では述べないが，悪性腫瘍における ROS の関与も，酸化傷害の影響に加えることができる。)

▶**死　因**

不十分な組織酸素化は死に至る共通経路であるという一般的な考えについては第 4 章で述べたが，この考えを支持する証拠はない。それどころか，集中治療室における最も多い死因は，多臓器不全を伴う敗血症性ショックであり，臓器不全は炎症性組織損傷の結果であり，酸化傷害が不十分な酸素化よりも，死への前兆であるようにみえる。別の言い方をすれば，**死は，酸素が存在しないことよりも，酸素が存在することにより関係している**のである。

臨床的意義

新しいパラダイムは，組織酸素化を促進することよりも，酸素による組織損傷を減少させることに重点をシフトさせた"酸化保護"管理戦略を要求する。この管理戦略は**表 14.2** に示した。この戦略は，酸化傷害を最も受けやすい，特に急性疾患や重症疾患患者のケアにおいて重要である。

表 14.2　酸化保護管理戦略

1. 組織の酸素化を促進することから酸化による組織損傷の減少に重点をシフトする。
2. これらの介入に対してより理にかなったアプローチを採用することで酸素療法や赤血球輸血の過剰な使用を減少させる。
3. 嫌気的代謝のマーカーとして血清乳酸値を使用しない。
4. 抗酸化保護を維持する。
5. 患者ケアのためにやむを得ない生物学的酸化を測定する方法を開発する。

■ 酸素療法

酸素療法の現在の使用は，組織の酸素ニーズに基づいておらず，過量になっている（第5章参照）。酸素の過剰使用を減少させるために，以下のような変革が推奨される。

1. 酸素療法の現在の閾値（$SaO_2 < 90\%$ あるいは $PaO_2 < 60\ mmHg$）は，組織酸素化の傷害閾値ではないので，低下させるべきである。実際，酸素療法の閾値は，わずか8％の動脈血酸素含量の減少にしか相当せず，赤血球輸血の閾値は，動脈血酸素含量の64％の減少に相当する（67ページの**図5.2**参照）。（これは，より低い動脈血酸素化に耐え得るというだけでなく，酸素療法や赤血球輸血のスタンダードが恣意的なものであることを示している。）酸素療法の閾値を上げることは，酸素の過剰使用を減少させる重要なステップである。

2. 酸素誘導性の血管収縮は，PaO_2 あるいは SaO_2 の上昇の有用な効果をなくし得る（76ページの**図5.5**参照）。酸素療法の効果を測定するためには，可能であれば以下の計測をすることが推奨される。

   a. 心拍出量
   b. 中心静脈血酸素分圧（$PcvO_2$）

   心拍出量測定は，酸素運搬に対する酸素療法の影響を決定する（75ページの式5.3参照）。もし，心拍出量の測定ができないのであれば，$PcvO_2$ の測定が役立つであろう。もし酸素療法が，動脈血酸素運搬を増加させるのであれば，$PcvO_2$ も上昇するはずである（22ページの**図2.2**参照）。

▶酸素消費量の測定

酸素消費量（VO_2）測定に基づいた酸素療法は，より理にかなったアプローチである。つまり，VO_2 が正常であれば，組織酸素化は好気的代謝を維持するのに十分であり，酸素療法は必要ないだろう。

■赤血球輸血

現在の赤血球輸血は，組織酸素需要に基づいておらず，過剰に行われている（第6章参照）。赤血球輸血に対するより生理学的なアプローチとして以下のものが推奨される。赤血球輸血の頻度を減らさなければならない。

1. 赤血球輸血の指標にヘモグロビン濃度とヘマトクリット値を用いることをやめるべきである。
2. 赤血球輸血のよりよいガイドは，動脈血と中心静脈血の酸素飽和度の差（$SaO_2 - SvO_2$）である。これは，正常では約25％（つまり，25％のヘモグロビン分子が組織で酸素を放出するということ）であり，50％への増加は，貧血への代償の限界（22ページの**図 2.2** 参照）を意味している。したがって，（$SaO_2 - SvO_2$）50％を輸血トリガーとして用いることができる。
3. 酸素療法のところで述べたが，酸素消費量（VO_2）は，赤血球輸血の必要性を決定するのに用いることができるかもしれない。VO_2 が正常であれば，組織酸素化は好気的代謝を維持するのに十分であり，赤血球輸血は必要ないであろう。

■血清乳酸値

血清乳酸値ほど，組織酸素化についての誤った解釈を与えた測定はおそらくないであろう。高乳酸血症は，嫌気的代謝の伝統的なマーカーであり，循環ショックの徴候であると考えられてきたが，前述したように高乳酸血症はしばしば好気的でも生じる。

乳酸値を嫌気的代謝のマーカーとして使用するのをやめれば，組織酸素化を促進する多くの不必要で逆効果を生む試みが減少するだけでなく，集中治療室入室数も減少するだろう。

▌抗酸化保護の維持

抗酸化保護維持に注意を払うことは，抗酸化物質枯渇が酸化傷害を起こす状況でよく起こっていることや，重症患者ではほとんどすべてで抗酸化物質枯渇が起こっているという証拠に裏づけられる(190 ページの**図12.2** 参照)。(第 12 章で述べた)注目すべき抗酸化物質は，**グルタチオン**(細胞内の主たる抗酸化物質)と，**ビタミン E**(細胞膜と脂質タンパク質における抗酸化物質)と，**ビタミン C**(活性酸素種のスカベンジャーであり，ビタミン E の再生を助ける)である。抗酸化物質は，**セレニウム**(グルタチオンペルオキシダーゼの補因子)と**チアミン**(グルタチオンを還元型あるいは活性型として維持する NADPH の供給)によっても供給される。酸化傷害を伴う状況(142 ページの**表 9.1**)と，特に重症患者あるいは低栄養患者においては，抗酸化物質のモニタリングと補充が推奨される。

▶グルタチオン

グルタチオンは細胞外にはわずかしか分布していないので，その状態のモニタリングは困難である。しかし，グルタチオンの回転率は早く，重症患者や低栄養患者においては不足に陥っていると推測される(220 ページの**図 13.3**)。外因性に投与したグルタチオンは，細胞内に容易には到達しないので，補充療法としては適当ではない。しかし，*N*-アセチルシステイン(NAC)はグルタチオンの前駆体であり，容易に細胞内に入ることができる。そのため，NAC はアセトアミノフェン過量投与におけるグルタチオン補充に有効であることが証明されている。抗酸化物質の有効量は知られていないが，NAC 600〜1,200 mg を 1 日 2 回投与するのは安全であろう(NAC については 200 ページで述べた)。

▶高酸素性肺傷害

抗酸化保護への配慮は，人工呼吸器依存性患者における高酸素性肺傷害を予防するのに特に重要である。というのも，人工呼吸では高酸素性肺傷害が起こりやすく，人工呼吸中の患者では抗酸化物質枯渇がしばしば

起こっているからである(217〜221ページ参照)。グルタチオンは肺の重要な抗酸化物質であり，酸素必要量とは関係なく，人工呼吸器依存性患者では，NACによるグルタチオンの補充療法の経験的使用は賢明と思われる。

■コメント

抗酸化療法は不確かな治療レジメンと生体内利用率が限られていることで阻害されており(200〜203ページ参照)，酸化組織損傷を防止するには抗酸化保護を維持する注意が必要である。より有効な治療レジメンを発展させるためには，さらなる研究が必要である。リポゾームを用いた薬物運搬は，抗酸化物質の生体内利用率を改善する。その有効性は動物実験では示されているが，臨床的使用には至っていない。このような標的を絞った治療は将来のものであり，治療は臨床的アウトカムよりも酸化傷害の測定によりガイド(判断)されるべきである。

■酸化傷害のモニタリング

あらがえない生物学的酸化への治療が，酸化傷害を減少させることを目的とした管理戦略には必要である。実験的には，血漿や尿中，呼気中の脂質過酸化産物の検出や，尿中のDNA鎖分解(コメットアッセイ)，酸化されたグアニン残基，血漿中の酸化されたタンパク質カルボニルのアッセイなどが用いられている。血漿の酸化能力を評価するアッセイもある。しかし，これらのアッセイで患者のケアのためにルーチンに用いたり，認可されたものはない。

　患者のケアにおいて酸化の危険性に焦点を合わせることが，次の重大なステップである。そのためには，臨床で用いることができる酸化ストレスの測定法の開発が必須である。

付　録

そのほかの関連書

詳細な教科書

1. Halliwell B, Gutteridge JMC. Free Radicals in Biology and Medicine. 5th ed. Oxford: Oxford University Press, 2015.

   酸化ストレスの古典的教科書。二人のこの分野のパイオニアが執筆した800ページには，健康なときと疾患における酸化ストレスに関する豊富な情報が詰まっている。

2. Sies H, ed. Oxidative Stress. Eustress and Distress. London: Academic Press, 2020.

   100名以上の執筆者による意欲的な教科書。酸化ストレスへのシステムアプローチを取り入れ，生理学的酸化ストレスと病的酸化ストレスの違い(それぞれ，快ストレスと苦ストレス)を強調している。

3. Banerjee R, ed. Redox Biochemistry. Hoboken: John Wiley & Sons., Inc, 2008.

   生理学者による，比較的コンパクト(285ページ)な教科書。生化学における酸化還元反応をすべてカバーする。

4. Jacob C, Winyard PG, eds. Redox Signaling and Regulation in Biology and Medicine. Weinhein: WILEY–VCH Verlag GmbH & Co, 2009.

   37名の執筆者による19章。生理的制御システムとエイジングへの活性酸

素と窒素の関与について述べられている。酸化ストレスへのバランスのとれた見方を提供する。

5. Armstrong D, Stratton RD, eds. Oxidative Stress and Antioxidant Protection. Hoboken: John Wiley & Sons, 2016.

難聴や不妊，統合失調症のようにあまり注目されていないものを含め，さまざまな状態における酸化ストレスの役割について述べている。

6. Foote CS, Valentine JS, Greenberg A, Liebman JF, eds. Active Oxygen in Chemistry. New York: Blackie Academic & Professional,1995.

ちょっとかじっただけの化学知識以上のものを必要とする自然界と産業界における酸化ストレスに関する有益な教科書。

一般書

1. Lane N. Oxygen: The Molecule That Made the World. Oxford: Oxford University Press, 2002.

『生と死の自然史—進化を統べる酸素』（東海大学出版会，2006）

カール・セーガンの著作を彷彿とさせるウイットと洞察力に富む，情報満載の素晴らしい本。セーガン同様，著者（ニック・レーン）は，酸素生化学のバックグランドと聴衆を魅了する能力をもっている。

2. Canfield DE. Oxygen: A Four Billion Year History. Princeton: Princeton University Press, 2014.

大気中の酸素の起源と制御について，エコロジストである著者の個人的な経験と専門的な経験を交え語った，楽しく読める本。

3. Walford RL. Maximum Life Span. New York: W.W. Norton & Co., 1983.

断食に伴う長寿の恩恵に関する初期の研究者の一人により執筆された，長寿に関する貴重な洞察を備えた本。

4. Waldman J. Rust. The Longest War. New York: Simon & Schuster Paperbacks, 2015.

腐食とその社会的影響に焦点を当てた本。体外での酸化の影響を強調するもので，興味深い。

酸素の発見

1. Jackson J. A World on Fire. A Heretic, an Aristocrat, and the Race to Discover Oxygen. New York: Viking Penguin, 2005.

   ジョセフ・プリーストリー（異端者）とアントワーヌ・ラヴォアジエ（上流階級）が酸素の発見にどのように貢献したかについて知ることができる，楽しく読める歴史書。著者には，当時の社会的，政治的環境に対する歴史家の目が備わっている。

2. Bell MS. Lavoisier in the Year One: The Birth of a New Science in an Age of Revolution. New York: W.W. Norton & Co., 2005.

   近代化学の誕生におけるアントワーヌ・ラヴォアジエの果たした役割（酸素に関する彼の業績を含む）とラヴォアジエと彼の科学に対するフランス革命の悲劇をおもしろく解説する。

索　引

Oxygen マリノが提案する新しいパラダイム　定価：本体 2,500 円＋税

2023 年 2 月 22 日発行　第 1 版第 1 刷ⓒ

著　者　ポールL.マリノ

訳　者　稲田 英一
　　　　いなだ　えいいち

発行者　株式会社 メディカル・サイエンス・インターナショナル
　　　　代表取締役　金子 浩平
　　　　東京都文京区本郷 1-28-36
　　　　郵便番号 113-0033　電話(03)5804-6050

印刷：横山印刷

ISBN 978-4-8157-3065-9　C3047